新潮文庫

脳と仮想

茂木健一郎著

新潮社版

8168

脳と仮想■目次

序　章　サンタクロースは存在するか　9
第一章　小林秀雄と心脳問題　15
第二章　仮想の切実さ　43
第三章　生きること、仮想すること　69
第四章　安全基地としての現実　95
第五章　新たな仮想の世界を探求すること　123

第六章　他者という仮想　153
第七章　思い出せない記憶　179
第八章　仮想の系譜　205
第九章　魂の問題　225
あとがき　243
文庫版あとがき　249
解説　中沢新一　255

脳と仮想

序章　サンタクロースは存在するか

二〇〇一年の暮れ、私は羽田空港にいた。朝一番の飛行機で旅行から帰ってきて、レストランでカレーライスを食べていた。私の横に、家族連れがいた。五歳くらいの女の子が、隣の妹に話しかけていた。

「ねえ、サンタさんているんと思う？　〇〇ちゃんは、どう思う？」

それから、その女の子は、サンタクロースについての自分の考えを話し始めた。

「私はね、こう思うんだ……」

その先を、私は良く聞き取れなくなり、カレーライスの皿の上にスプーンを置いた。

「サンタクロースは存在するか？」

この問いほど重要な問いはこの世界に存在しないという思いが、私を不意打ちしたのだ。

私が、クオリア（質感）の問題に出会い、脳から心がどのように生み出されるかという謎《なぞ》に取り組み始めてから、七年が経過していた。

サンタクロースが五歳の女の子に対して持つ切実さとは、すなわち仮想というものの切実さである。サンタクロースは、仮想としてしか十全には存在しない。サンタクロースの実在性を証明しようとして、目の前にでっぷりと太った赤服、白髭《しろひげ》の男を連れて来たとしても、私たちはしらけて笑うだけだろう。

五歳の女の子にとっても同じことである。サンタクロースが決して目の前に姿を現さないことなど、彼女だってきっと知っている。サンタクロースは、決して「今、ここ」には現れない。目の前に置かれた赤いリンゴのように、生き生きとした鮮明な質感（クオリア）として体験されるような形では、サンタクロースは決して体験され得ない。しかし、それにも拘《かか》わらず、いやだからこそ、サンタクロースは五歳の女の子にとって、おそらく私たち全《すべ》てにとって、切実な存在なのだ。

私たちの仮想の中のサンタクロースは、ぼんやりとした姿をしている。現実の世界で出会うサンタクロースの似姿のイメージに影響されながらも、私たちの意識は、その本質をとらえきれない、あやふやな存在として、サンタクロースという存在を把握し、予感している。うすぼんやりとしか見えないからこそ、サンタクロースは五歳の女の子にとって、そしておそらくは大人たちにとっても、切実な存在なのだ。

仮想を生み出すのは、私たちの脳の働きである。「どんな人間も、孤島ではない」という英語のことわざにもあるように、私たちの脳は、お互いに影響を与え合って発達する。言葉を通してコミュニケーションし、文化という形で世代を超えて共通の世界のとらえ方を伝え続ける。進化の過程で、ある生物が次の時代の生物の原型になるように、ある時代の仮想が、次の時代の仮想の原型となる。

日本人が「蛍」という言葉に託す仮想は、アメリカ人が「ファイヤーフライ」（蛍）に託す仮想とは違うだろう。日本語を話す人たちの文化圏で営々と受け継がれてきた「蛍」にまつわる仮想の系譜が、今日の私たちが「蛍」という言葉に託す仮想の質を決定している。その系譜の中には、和泉式部《いずみしきぶ》の和歌があるだろうし、名も知らぬ若い男女のため息もあるだろう。そのような系譜の気が遠くなるほどの積み重ねの中で、今日私たちが、「蛍」という言葉に託しているどこかせつなく、儚《はかな》い仮想が成り立っている。

サンタクロースも、また同じである。ヨーロッパのそれを受け入れつつ、日本人独特の何かが付け加わって、現代の日本におけるサンタクロースという仮想はできあがっている。

「ねえ、サンタさんているとおもう？」

と妹に問いかける、五歳の女の子のひたむきな瞳《ひとみ》にその仮想が映し出されている。サンタクロースという仮想を生み出した宗教的、文化的、歴史的偶然を引き受けつつ、現代の私たちもまた仮想の系譜の中に連なり、サンタクロースを夢見ている。子供向けのファンタジーなどと馬鹿《ばか》にしてはいけない。私たちの心の中の、サンタクロースという仮想の現れ方、その私たちの現実の生活への作用の仕方の中にこそ、人間が限りある人生を生きる中で忘れてはならないなにものかがある。

サンタクロースは存在するか？

この問いに対して、どのような答が可能か？

歳末の空港でふと耳にした女の子の小さな声をきっかけにして、私は、人間にとって仮想というものが持つ意味を、もう一度徹底的に考えてみようと思った。

私たちが「現実」と「仮想」と呼んでいるものたちのそもそもの成り立ちについて

考えることで、意識を持った不可思議な存在としてこの世界に投げ込まれている自分自身の生について、改めて振り返り、よって自らが生きる糧《かて》としようと思ったのである。

第一章　小林秀雄と心脳問題

小林秀雄その人との出会い

小林秀雄の講演を最初に聴いたのは、一九九九年の夏ではなかったかと思う。ある人が、「私は小林秀雄の講演を愛聴している」というような文を書いているのを読んだ。そのすぐ後で、別の人がやはり講演を絶賛している記事に出くわした。そうまで言うならば試してみようと思った。

この時点で、私にとって、小林秀雄は、学生時代に読んだ『考へるヒント』『モオツァルト』『無常といふ事』の人であった。あるいは、未《いま》だ読まぬ『本居宣長《もとおりのりなが》』を書いた人であった。高名な評論家だということは知っていた。しかし、小林秀雄を読むことが、様々な曰《いわ》く言い難い問題を抱えている現代における緊急事とも思わなかった。

いずれにせよ、小林秀雄は、自分にとってそれほど近しい人でも、アクチュアルな人でもなかった。「過去の人」だと思っていた。

それが、テープを聴いて変わった。「現代思想について」や、「信ずることと考えること」といった講演を聴くに至って、一気に、小林秀雄は、私にとって最も近しい人になった。「同志」と勝手に思いこむような存在になった。夜の道の暗闇《くらやみ》を歩きながら、車を運転しながら、繰り返し繰り返し聴いた。聴く度に、小林の言っていることが、心の奥底に染《し》みこんでいった。予想もしない出会いだった。思いもしない場所で生涯の恋人に出会ったかのようだった。

なぜ、小林の講演が、私にとってそれほどの衝撃だったのか？

語り口が志ん生だった。甲高い声。早口。情熱。私は勝手に、イマイマしそうな口調で喋《しゃべ》る、気むずかしい老人を想像していた。テープに記録された講演の様子は、予想と全く異なるものだった。

語りの文体が、ラフだった。小林が書き遺《のこ》した文章は、文句の付けようがないほど練り上げられた、隙《すき》のないものである。しかし、テープの中の小林は、むしろ即興的で、荒削りだった。聴いていると、まるで酔っぱらいと居酒屋で議論しているような気分になった。その無頼と言っても良い人柄に、私は強く惹《ひ》かれた。

プラトンは、「書き言葉は話し言葉に劣る」と考えた。表現者としての小林秀雄の仕事の神髄は、その文字として定着された作品にこそある、というのが普通の考え方だろう。しかし、プラトンが言うように、話し言葉には独特の力がある。生々しい臨場感のある肉声を通して初めて伝わってくる、小林秀雄という人物の魂のようなもの、もっと穏当な言い方をすれば人となりのようなものが確かにあるように思えた。

小林の語り口の意外さの奥には、さらに本質的な衝撃が私を待っていた。そのことで、小林の講演の録音は、単なるお気に入りではなく、私にとって何ものにも代え難い人生の宝物になった。ひょっとしたら、小林の書き残した文章と同じくらいの比重を持って、これらの講演の録音が後世に影響を与え続けるのではないか、それくらいの重みを持つ内容だった。

一連の講演の中で、小林は、まるでそれが強迫観念であるかのように、ある問題に繰り返し繰り返し言及していたのである。振り返れば、その問題は、近現代において、人類が直面してきた最も深刻な知的課題の一つであり、今日においても、私たちの世界観の中にぽっかりと開いた大きな穴であった。そして、何よりも、それは、この十年来私自身が悩み、思索を重ねて来た問題でもあった。この問題について、小林がこれほど真剣に、そして徹底的に考えていたとは知らなかった。どうしても忘れることのできない女を語るように、講演の中で、何度も何度も言及しているとは思いもしなかった。私にとって大切な問題に、小林もまたのめり込んでいた。

小林が、それほどまでにとらわれていた問題とは、物質である脳に、いかにして様々な主観的体験に満ちた私たちの心が宿るのかという、いわゆる「心脳問題」だったのである。

科学的世界観

「信ずることと考えること」を初めとする一連の講演の中で、小林は、何か巨大なものと格闘しているように感じられる。あの細い身体《からだ》で、つやのある甲高い声を張り上げながら、とてつもない敵と取っ組み合っているように思われる。

小林秀雄ほどの知の巨人にしてそれほど必死で闘わなければならなかった相手とは、すなわち、近代における人間の公式的世界観、宇宙観であった。

ここで、小林秀雄が格闘した近代の公式的世界観が実際にどのようなものとして成り立っているかを書き尽くすことは難しい。どのような時代にも、公式的世界観は、暗黙のうちに前提にされている様々な枠組みから成り立っているからである。その暗默の枠組みの骨組みをつくっていたのが、近代の科学的世界観であった。科学が切り開いた世界観こそ、小林がその講演の中で、そして著作の中で格闘した、もっとも巨大で、もっとも動かし難い、恐ろしい巨大な敵だったのである。

ここに言う科学的世界観とは、すなわち、宇宙の中の森羅万象は、その客観的なふるまいにおいて、数字に直すことができ、方程式で書くことができるという世界観である。そのような世界観が、人間の宇宙の見方全体を覆《おお》い尽くすかに見えた。いや、今でも覆い尽くしている。

ニュートンは、リンゴが落ちるのを見て、万有引力の法則を構想したと言われている。ニュートンも所属していたケンブリッジのトリニティ・カレッジの正門の横に今でも「ニュートンのリンゴ」の子孫は立つ。イギリスのリンゴの木の背は低い。リンゴが落ちるまでのわずかの時間に、ニュートンの頭をどのような幻想がよぎったのかは判《わか》らない。

その今となっては現実か仮想かわからない瞬間の、もはや伝説化した着想の結果、ニュートンは、そして人類は、新しい世界の見方を手に入れた。この世の全《すべ》ては、数で表せる。世界の中の物質の位置は、数で表せる。その重さも数で表せる。その、数と数との関係が、方程式で書ける。そのような数と数との関係で、この世界の物質の客観的なふるまいは、全て書き尽くすことができる。

これが、近代における、科学的世界観だったのである。

しばしば、近代科学は、経験的データを重視するという意味で「経験主義科学」とも言われる。しかし、右のような科学的世界観は、必ずしも私たちの経験の全てを引き受けているわけではない。それにも拘《かか》わらず、世界全体を覆い尽くすかに思えるほど強大である。その点にこそ、小林が向かい合った敵の手強《てごわ》さの正体があった。

小林は、その講演「信ずることと考えること」の中で、科学の言う「経験」があくまでも数えられるもの、計量化できるものに限られているということについて次のように言及している。

> 経験科学ということを言うでしょ。ああいう言葉は、非常に紛らわしい言葉でしてね。経験ということは、人間、昔から、誰でもしていることで、その経験についていろいろ研究したり何かすることは昔から誰でもやっているんです。だけどこの人間の経験なるものをだね、科学的経験っていうものに置き換えたっていうことは、この三百年来のことなんです。そのために今日の科学は非常に大きな発達をしたんですけどね。(中略)科学っていうものは、経験というものを、計量できる経験だ

けに絞ったんです。（中略）それが科学というものの性格なんです。だから今日の科学というものは、数学っていうものがなきゃ、成り立ちませんよ。計算するには数学ですからね。（中略）はっきりした計算できないものは、信じてはいけないんです。それが法則です。

（新潮カセット文庫）

小林の言うように、科学は、経験を「計量できる経験」だけに絞った。それにも拘わらず、その「計量できる経験」だけで、世界は覆い尽くせるように思えた。

空中に放り上げられたものは、野球のボールでも、猫でも、人間でも、同じ放物線を描いて飛んでいく。ロケットを地球から打ち上げれば、何時間後に月に到着するか、計算できる。人間の身体の中の小さな分子も、方程式にしたがって運動している。もし、宇宙の中の全ての物質のデータをインプットできる巨大なコンピュータがあれば、来し方行く末、全ての運動をシミュレーションすることができる。世界は、方程式にしたがって動く巨大な数の集まりである。これが、科学が描き出した宇宙観であった。この世界観は、あまりにも完璧《かんぺき》で、どこにも穴がないようにも見えた。

十九世紀のヨーロッパを騒がせた人間機械論や、自由意志を巡る議論は、このような科学的世界観に対するリアクションであった。ニーチェの有名な「神は死んだ」というテーゼでさえ、科学的世界観がもたらしたニヒリズムに対する一つの反動であったということができる。

クオリア

小林秀雄は、どのようにして、強大な科学的世界観に対抗しようとしていたのだろうか。

小林は、人間の経験全体を引き受け、その切実さに寄り添うことで、その生涯の仕事をした人である。科学に対抗するといっても、それは小林にとっては為にすることではなかった。自らの表現者としての生き方の延長上に、ごく自然に科学的方法論に対する異議が立ち現れた。

この科学的経験というものと僕らの経験っていうものは、全然違うものなんですよ。今日科学が言っている経験というものはだね、私たちの経験とは全然違う経験です。それは合理的経験です。だいたい私たちの経験の範囲というのは非常に大きいだろう。合理的経験ばかりすりゃあしないですよ。ほとんどの私たちの生活上の経験は、合理的じゃないですね。その中に感情もイマジネーションもいろんなものが入っていますね。道徳的経験。いろんなものが入っている。

人間の広大なる経験の領域っていうものは、いろんな可能な方法にのばすことができるでしょ。それをのばさないように、計量的な経験、勘定することのできる、計算することのできる経験だけに絞った。他の経験は全部あいまいである、もしも学問をするなら、勘定できる経験だけに絞れと、そういう非常に狭い道をつけたんです。

人間の経験のうち、計量できないものを、現代の脳科学では、「クオリア」（感覚質）と呼ぶ。もし小林秀雄が生きていて、クオリアという考え方に接したら、「君、僕が言いたかったことはそれだよ」と言ったことだろうと私は確信している。小林とクオリアについて語りあうことを夢見たことは何度もある。

およそ意識の中で「あるもの」と他のものと区別されて把握されるものは、全てクオリアである。

赤い色の感覚。水の冷たさの感じ。そこはかとない不安。たおやかな予感。私たちの心の中には、数量化することのできない、微妙で切実なクオリアが満ちている。私たちの経験が様々なクオリアに満ちたものとしてあるということは、この世界に関するもっとも明白な事実の一つである。

ところが、科学は、私たちの意識の中のクオリアについては、その探究の対象としてこなかった。探究の対象にしたくても出来なかったのである。一体、脳という物質に、なぜ心という不可思議なものが宿るのか、その第一原理を明らかにする努力を科学は怠ってきた。方法論的に歯が立たなかったのである。

もちろん、物質としての脳と無関係に、私たちの心があるわけではない。計量できる経験とは無関係に、計量できない経験があるのではない。

私たちの脳という複雑な有機体も、また、物質である。物質である以上、その様々な性質を数で表すこともできるし、方程式で書くこともできる。脳の中にあるニューロン（神経細胞）の数は、「一千億」と数えられる。ニューロンが一秒間に何回活動するかは数えられる。ニューロンの中にある分子の種類も、その濃度も数えられる。そのような数の間の関係を、方程式で表すことができる。

しかし、方程式で書けるような科学の方法は、私たち人間の主観的体験の問題に対しては、何の本質的洞察も提供しない。今、ある人の脳の活動が方程式で書けて、その様子を巨大なコンピュータでシミュレーションすることができたとしよう。ではシミュレートされた脳の持ち主は、喜んでいるのか悲しんでいるのか。何を見ているのか聴いているのか。数学のことを考えているのか、今日の昼食のことを考えているのか。そのような主観的な体験の質は、科学の方法ではわかりはしないのである。

科学は数値にできる客観的な物質の変化を扱う。クオリアに満ちた主観的な体験は、それを定量的なデータに翻訳して初めて科学の対象となる。その過程で、小林が指摘したように、私たちの体験のほとんどの部分は抜け落ちてしまう。主観的な体験そのものを直接扱うことはできないのである。

科学万能のイデオロギー信奉者が、できれば、主観的体験などというものは、世界から消去してしまいたいと思ったとしても当然だろう。実際、デカルトが心と物質を分離して以来、科学は、一貫して私たちの意識の中の数に直すことのできない体験の重要さを消去するというシナリオの下に発展してきた。

そのためにまずなされたのは、私たちの主観的体験を、科学が対象としている客観的な物質のふるまいから切り離すことであった。心の属性は、科学の対象にはならないということを宣言することであった。赤というのは、どのような波長の光に対応するのか。この問いは、数に直すことのできる問題だから、科学の対象になる。一方、いかにして、私たちの心という奇妙なものが生まれ、その中で、かくも生々しく赤という質感が感じられるのか、そのような問いは科学的ではないとして排除されてきた。科学万能のイデオロギーの下では、科学的問いに乗らないものは、存在しないことになる。だから、クオリアは、最近の「再発見」まで、存在しないことになっていた。

クオリアを初めとする、私たちの心をめぐる困難な問いに対して距離を置いたことは、科学が今日の成功を収めた大きな要因でもあった。一方で、宇宙の根本原理を理解したいという立場からは、科学は人類の知的欲求の不完全燃焼に過ぎなかった。私たちの主観的体験の全ては、脳の中のニューロン活動によって精密に生み出されている。心に浮かぶ様々なものを生み出す第一原因も、現時点では未知ではあるが、何らかの精密な自然の秩序であることを、現代の脳科学の知見は示唆《しさ》している。意識もまた、自然現象であるはずである。しかし、科学的方法論は、今のところ私たちの意識を生み出す自然の秩序の本質を解明し得ていない。

私たちの主観的体験もまた、厳密な法則に従う一つの自然現象であると考えられる。小林秀雄の科学批判は、科学という営みの全否定ではない。むしろ、科学という営みの探究の対象を広げ、人間に見える世界を広げていこうという積極的な提案でもあるのだ。

バートランド・ラッセルとともに大著『プリンキピア・マテマチカ』を書いたイギリスの哲学者、アルフレッド・ホワイトヘッドは、一九二〇年に出版された『自然という概念』の中で、つぎのように書いている。

自然哲学にとっては、感覚されるもの全ては、自然の一部である。私たちは、その一部分だけを都合良く選択することはできないのだ。夕日の「赤い色」の感覚は、その現象を科学者が説明するのに用いる分子や、電磁波と同じように自然の一部でなければならない。自然哲学の目的は、「赤の感覚」と「分子、電磁波」といった自然の様々な要素がどのように結び付いているかを明らかにすることである。

その言葉こそ使ってはいないものの、ホワイトヘッドが論じているのは、まさにクオリアの問題である。「赤の感覚」、すなわち赤のクオリアもまた、自然の一部である。クオリアの起源を説明できずして、「万物の理論」を名乗るのは詐欺《さぎ》のようなものである。もし、私たち人間を含む宇宙という自然の根源を理解しようとしたら、私たち人間が主観的体験を持つという奇妙な事実を説明できなくてはならない。

小林秀雄の口調は熱い。ホワイトヘッドの文体は論理的である。対照的な二人の語り口が提起している問題は、しかし、全く同じものなのである。

心はなぜ存在するのか？

小林秀雄は、心を余計者扱いする今までの科学のやり方が徹頭徹尾気に入らなかったらしい。音声記録として遺《のこ》された数々の講演の中で、小林は主観的体験の起源を説明できない、近代科学のやり方について繰り返し異議を唱えている。

例えば、講演「現代思想について」の中で、小林は次のように語っている。

たった一つでいいじゃないか。随伴現象って、同じ現象平行した現象どうして二つ要るんです？　判らないじゃないか。常識から考えたって。無駄だね。自然っていうものはそんな贅沢《ぜいたく》を許さないんですよ。だから、精神現象と物的現象は違うんです。関係はあるけど違うんです。違うものなら自然は許しますよ。こっちにはこっちの機能があるんです。こっちにはこっちの違った機能があるんです。二つの機能が違うから、二つあるんです。で、これが全く同じに平行しているっていうことは、常識で考えたって、これ自然はそんなこと許しますか。同じ機能を営む全く平行した二つの現象がある。どうして一つじゃいけないんです。そういう風に言われたら、その、いわゆる反映っていう現象ははなはだ曖昧《あいまい》でしょう。

小林がここで言及している「随伴現象」とは、今までの科学の中では、人間の心の存在意義が副次的なものであることを象徴する概念である。随伴現象説では、クオリアに満ちた私たちの主観的体験は、なぜそうなるのかは判らないが、物質的過程である脳のニューロン活動に「随伴」する現象として生まれるとされる。物的現象と心的現象はお互いに密接に関連して進行するが、平行していて影響を及ぼし合わない。特に、物質としての脳の中の分子の時間発展は、因果的には閉じていて、それに心が随伴することは、脳の因果的発展に影響を与えない。だから、客観的視点から物質としての脳の時間変化を数で表し、方程式で書く上では、心の存在は忘れてしまって良い。しかも、物的過程と心的過程は厳密に対応しているので、物的過程だけを見ていれば、現象の記述としても必要にして十分である。つまり、心なんてものは、あってもなくても良い「付け足し」になる。これが、随伴現象説と呼ばれる考え方で、近年の脳科学における通説となってきた。

だからこそ、脳科学は、クオリアに満ちた人間の主観的体験などという面倒なものを気にせずに、数で表すことのできる「科学的体験」の世界で、脳の機能を解明することに専念することができたのである。

小林秀雄は、このようないわゆる「経験主義科学」のやり口に対して、本気で怒っている。一連の講演の中で、時に声を荒げている。

女と一緒に死のうと思い詰める。国家存亡の危機の中、遠い平安時代の「無常」に思いを馳《は》せる。道頓堀《どうとんぼり》を歩いている時に、突然モーツアルトの第四十番交響曲の第四楽章が聞こえてくる。その体験を元に『モオツァルト』という戦争のリクイエムを書く。小林は、私たち人間が生きていく上で出会う様々な主観的体験の切実さ、繊細なニュアンスを表現することに人生を賭《か》けてきた。一人一人の心の中に現れる、決して数には置き換えることのできない体験の切実さに、本気になって寄り添ってきた。

夏目漱石《そうせき》が鈴木三重吉に宛《あ》てた手紙の有名な表現を借りれば、「死ぬか生きるか、命のやりとりをする様な維新の志士の如《ごと》き烈《はげ》しい精神」を持って、小林は人間の心の中にあらわれる様々なものたちが織りなす無限の空間を手探りし、その消息を私たちに伝えた。書かれた文章、残された講演から立ち現れてくる小林の人となりは、そのような表象の世界の探究者の厳しさを感じさせる。人間が体験する世界の全体を引き受けようという意志を感じさせる。

そんな小林にとって、私たちが心の中で体験する、数にもできない、方程式にも書けない様々なものたちなど随伴現象に過ぎないと片付ける近代の科学の精神が、唾棄《だき》すべき、本気になって怒るべき対象だったことは当然だろう。ふざけるんじゃない。主観的体験のどこが、あやふやなものか。お前たちがあいまいだと片付ける心の中の様々なものたちを、はっきりと摑《つか》むことにこそ俺は人生を賭けてきたんだ。

小林は、そのように言いたかったのではないか。

心を随伴現象と片付けてしまっては、科学は、宇宙の根源を理解するための知的探求として不完全、不満足に終わる。そして、命のやりとりをするような烈しい精神で科学をやる人間も出なくなる。

実際、歴史はそのように進行したのである。

脳内現象

ここで確認しておくべきことがある。すなわち、人間が体験することは、全《すべ》て、脳の中の一千億のニューロン活動によって引き起こされる、「脳内現象」だということである。小林秀雄が向かいあい、その消息を伝えた、そして私たち一人一人も日々遭遇している様々なクオリアに満ちた主観的体験は、全て、この頭蓋骨《ずがいこつ》に囲まれた脳という一リットルの空間の中の物質的過程に伴って起こる。私たちが心の中で感じることの全てが脳内現象であること自体は、疑う余地がないのである。私たちは、脳内現象としての世界全体を引き受けて生きているのである。

広大なグランドキャニオンの前に立とうとも、北極の乱舞するオーロラを見上げようとも、体験する広大な光景は、全て脳内現象である。世界には私の脳しかないと言っているのではない。私たちの身体《からだ》の外には、広大な宇宙がある。そんなことは判《わか》っている。脳だけが重要なのではなく、身体も重要だ、あるいは環境との相互作用も重要だ。そんなことも当然である。しかし、結局のところ、外部から入った刺激に基づいて脳のニューロンが活動しなければ、私たちはその広大な宇宙を表象することはできない。逆に、もし広大な宇宙などなくても、脳の中でニューロンがある時空的な様式で活動すれば、私たちは広大な宇宙を表象することになる。

いわゆるヴァーチャル・リアリティの理論的基礎は、そこにある。「水槽の中の脳」の比喩《ひゆ》を、それが実際的には不可能であるという理由で原理的にも否定するのは愚かなことだ。いつかどこかで、私たちは水槽の中の脳だったかもしれないではないか。

人間が体験することの全てが脳内現象であるということを認めた時、興味深い逆理が浮かび上がってくる。もし私たちが体験することが全て脳内現象であるならば、私たちは何故《なぜ》、広大な宇宙というものを思い描くことができるのか？　何億光年も彼方《かなた》の恒星について語り、遠い山の頂に思いを馳せることができるのか？　いかに、私たちの思い描く世界は、脳内現象として一リットルの空間に閉じこめられていながら、無限定の空間を志向することができるのか？

夏目漱石の『三四郎』の冒頭で、三四郎が熊本から大学に入るために上京する。車中で、髭《ひげ》を濃くはやした、面長の、いかにも教師らしい男と乗り合わせる。「偉大なる暗闇《くらやみ》」、広田先生との出会いである。

「然《しか》しこれからは日本も段々発展するでしょう」と弁護した。すると、かの男は、すましたもので、

「亡《ほろ》びるね」と云《い》った。――熊本でこんなことを口に出せば、すぐ擲《な》ぐられる。わるくすると国賊取扱《とりあつかい》にされる。（中略）どうも見当が付かないから、相手になるのを已《や》めて黙ってしまった。すると男が、こう云った。

「熊本より東京は広い。東京より日本は広い。日本より……」で一寸切《ちよつと》ったが、三四郎の顔を見ると耳を傾けている。

「日本より頭の中の方が広いでしょう」と云った。「囚《とら》われちゃ駄目だ。いくら日本の為《ため》を思ったって贔屓《ひいき》の引倒しになるばかりだ」

この言葉を聞いた時、三四郎は真実に熊本を出た様な心持がした。同時に熊本に居た時の自分は非常に卑怯《ひきよう》であったと悟った。

広い狭いを空間という意味においてとらえれば、広田先生の言っていることは合点がいかない。確かに、熊本よりも日本の方が空間的に広いことは誰でも知っている。だが、「日本より頭の中の方が広い」とはどういうことか？　私たちの脳は一リットルしかない。日本どころか、熊本と比べてもごく小さい。「日本より頭の中の方が広い」というのは、論理的に間違っている。

それにもかかわらず、私たちは広田先生の言葉にはっと心を動かされる。三四郎は、「真実に熊本を出た様な心持」がして、「熊本に居た時の自分は非常に卑怯であった」と悟るのも、もっともだと読者は感じる。

心は、脳内現象であると同時に、脳という空間的限定から解放された存在でもある。

私たちの主観的体験を生み出す脳内のニューロンの活動は、「今、ここ」という限定の下で起こる。一方、私たちの心は、「今、ここ」の限定を超えることができる。遠い星のことを思ったり、恐竜時代の昼下がりのけだるさを思い浮かべたり、平安時代の女官の生活感情を想像したりすることができる。それどころか、この現実世界には存在しない、一角獣、正五面体、透明人間といったものを思い浮かべることさえできる。そんなことを改めて指摘することが不自然に思えるほど、私たちの心的表象は、「今、ここ」という時間的、空間的限定を超えて、無限の仮想空間の中に遊ぶことができる。

脳内に閉じこめられているにもかかわらず、脳内には限定されない。このような私たちの心の本質的な属性をとらえた概念が、「志向性」である。

志向性は、私たちの心が、何かに向けられている状態を指す。最も簡単な志向性は、例えば、目の前におかれているコップに注意を向けている状態である。目の前のものを見るという志向性においてさえすでに、私たちの心は脳という容器の空間的な限定を超えている。脳の中で作られたコップのイメージは、いとも簡単に脳の外に出てしまうのである。

私たちは、志向的な心の状態を通して、遠い星、恐竜時代の昼下がり、平安時代の女官、一角獣、正五面体、透明人間といった、仮想空間の中のありとあらゆるものに向かい合うことができる。「今、ここ」の現実に限定されることなく、かつて存在していたもの、未来に出会うであろうもの、どこにも存在しないものに思いを致すことができる。私たちの心は、そのようにして、脳の中から無限の仮想空間へと解き放たれるのである。

志向性こそが、心のユニークな属性であるという考え方は、今日、「ブレンターノの命題」と呼ばれる。フランツ・ブレンターノは、十九世紀の末から二十世紀の初頭にウィーンで活躍した心理学者である。物質はある定まった場所と時間の限定の下に存在する。心は、そのような限定を超えている。このような、物質に比較しての心的表象の際《きわ》だった特徴は、志向性によるとブレンターノは考えたのである。

小林秀雄の蛍

ここで思い出されるのが、小林秀雄の蛍のエピソードである。フランスの哲学者、アンリ・ベルグソンを論じ、未完となった『感想』は、次のように始まっている。

終戦の翌年、母が死んだ。母の死は、非常に私の心にこたへた。それに比べると、戦争といふ大事件は、言はば、私の肉体を右往左往させただけで、私の精神を少しも動かさなかつた様に思ふ。(中略)母が死んだ数日後の或《あ》る日、妙な経験をした。(中略)仏に上げる蠟燭《ろうそく》を切らしたのに気付き、買ひに出かけた。私の家は、扇ヶ谷《おうぎやつ》の奥にあつて、家の前の道に添うて小川が流れてゐた。もう夕暮であつた。門を出ると、行手に蛍が一匹飛んでゐるのを見た。この辺りには、毎年蛍をよく見掛けるのだが、その年は初めて見る蛍だつた。今まで見た事もない様な大ぶりのもので、見事に光つてゐた。おつかさんは、今は蛍になつてゐる、と私はふと思つた。蛍の飛ぶ後を歩きながら、私は、もうその考へから逃れる事が出来なかつた。

いわゆる「科学」的立場をとって、小林のこの体験を、「迷信」だと片付けるのは簡単である。おっかさんが蛍になるなんて、そんなことはあり得ない。人間は、死んでしまえばおしまいなのであって、蛍になって戻ってくるなんてことはあり得ない。蛍はあくまでも蛍であって、その光をおっかさんだと思ってしまったのは、母の死に精神的な打撃を受けていたせいである。思いこみ、幻覚である。そもそも、おっかさんの魂がふらふらと飛んでいるはずがない。蛍をおっかさんだと言っているお前の心の働きは、数にも方程式にもできないじゃないか。そんなものは、この世界には存在しないんだよ。これが、いわゆる客観的、科学的説明であろう。しかし、そんな簡単な理屈は小林にも当然のことながら判っていたはずだ。

　ブレンターノが言うように、私たちの心は、本質的において志向的なものである。この観点を突き詰めれば、同じエピソードが全く違って見えてくる。

　夕暮れの川沿いを、光の点が飛んでいく。これは、物質的現象である。この物質的現象は、数にすることができ、方程式にすることができる。それを、蛍と見る。普通はこれを客観的認識だという。

　だが、一体客観的世界に、「蛍」という実在が存在するのか？　そんなものは存在しない。物質として存在するのは、点滅する先端を持ち、二つの開閉する硬質の覆《おお》いが付属した三センチくらいの奇妙な「何か」である。その「何か」が暗闇を光りながら飛ぶ。暗闇の光を「蛍」だと認識するのは、人間側の勝手な思いこみに過ぎない。「蛍」とは、客観的な現実ではなく、一つの生成された仮想なのである。だからこそ、生成の問題から意識に迫ったベルグソンを論ずるに当たって、小林は蛍のエピソードを持ち出したのだ。

私たちの認識のプロセスそのものが、一般的に現実と仮想との出会いである。脳は、様々な「仮想」とのマッチングを通して、周囲の「現実」を認識する。顔を顔と見るのは、そこに現実に顔があるからだと思うかもしれない。では、フルーツを組み合わせて顔をつくるマニエリスム時代のイタリアの画家、アルチンボルドの絵はどうか？アルチンボルドの絵に見る顔が仮想ならば、全く同じように、鏡に見る自分の顔も仮想である。脳の認識のメカニズムとしては、一つながりだ。もし、小林が見た「おつかさんの魂」が仮想ならば、全く同じ程度に、「蛍」という表象も仮想だ。空間を移動する物理的な光という「現実」を、「蛍」と見るか、「おつかさん」と見るか。いずれの認識も、現実と仮想がマッチングされるプロセスだという点では変わりがない。

脳の中に用意された仮想の世界の奥深さによって、現実を認識するコンテクストの豊かさが決まる。蛍をおっかさんと見るからこそ小林秀雄なのである。私たちは夢を見る。夢の中で、様々な仮想の生成を試す。そして、いつか、現実の中でそのような仮想とのマッチングが役に立つ時を待つ。もっとも、その瞬間は永遠に来ないかもしれない。それでもかまわない。仮想を担《にな》う志向性とは、もともとそのようなものだ。

仮想の系譜

人間の精神の歴史は、仮想の世界の拡大の過程、別の言い方をすれば、「仮想の系譜」においてとらえられる。五歳の女の子が世界のどこにも現実としては存在しないサンタクロースのことを想《おも》うのは、仮想の系譜に連なることである。小林秀雄が蛍におっかさんを見るのも、和泉式部以来の日本の「蛍」にまつわる仮想の系譜の中に位置づけられることである。

人間は、現実にないものを見ることによって、現実をより豊かなコンテクストの下で見ることができるようになった。次第に豊かな仮想のコンテクストが積み重ねられる過程で、言語が誕生した。仮想の系譜が積み重ねられる中で、人々は、様々なものを仮想の世界に託した。小林秀雄の場合、託されたのは美しい芸術、切実な人生体験への思いであった。

小林秀雄の講演が音声として残っているおかげで、私たちは、小林の声の生々しいクオリアに接することができる。同じことをテクストで読むのとは全く異なる志向性を立ち上げることができる。もし情報というものが文字で表現しても音声で表現しても同じものだとすれば、クオリアは情報を超えている。

何かが残され、人に伝わる過程は、はかなくて脆《もろ》い。仮想の系譜は、とぎれることもある。あの時、小林の講演のテープに私が出会ったのは、様々な偶然の積み重ねの結果だった。多くの出会いは、可能性のままに終わる。時代の制約、技術の制約で、残るべきものが残らない場合もある。もし、夏目漱石の講演が音声として残っていたとしたら。それは、私にとって永遠に実現しない美しい、そして切実な仮想である。

人間にとって切実なものは、実はほとんど仮想の世界に属している。

そのことに思い至った時、小林が講演の中でしばしば激高している場面が共感をもって思い出される。

第二章　仮想の切実さ

現実化されないからこそ切実な「仮想」

子供にとって、サンタクロースが切実なのは、それがこの地上のどこにも存在しない仮想だからである。子供だって、サンタクロースが、実際にはいないことなど知っている。サンタクロースが、にこにこと笑うでっぷりと太った白髭《しろひげ》の男となり、自分の家に現れたならば、それは心の中に大切に抱いていた「サンタクロース」とは別の何者かであることを知っている。恐らくは、サンタクロースに変装した自分の父親か、どこかのオジサンであろうことを知っている。

子供は、無償の愛を与えてくれる存在にすがってしか生きてはいけない。サンタクロースは、父や、母といった、身近な保護者とは別の世界に住む、それでも自分を思ってくれる人である。その人はトナカイが引く橇《そり》に乗ってやってきて、ほうほうほうと朗らかに笑いながら、そっとプレゼントを置いていってくれる。クリスマスの朝に目覚めると、その人の無償の愛のしるしが下げておいた靴下の中に入れられている。サンタクロースの魅力は、プレゼントをもらえるということよりも、そのような人がこの世に存在するという仮想の中にこそある。それは、分別が付き始めた子供にとってさえめまいがするほど魅力的で、しかし決して完全なかたちでは現実化することのない仮想である。

現代の私たちはしかし、サンタクロースにさえ、現実への接地を求めようとする。サンタクロースの橇の位置を人工衛星を使って追跡するという形で、フィクションの現実世界への接続を考えたりする。しかし、このような接地では、サンタクロースという仮想の持つ切実さには届かない。サンタクロースは、決して現実化されない仮想であるからこそ切実である。でっぷりと太った人、橇の地球上の位置といった手で触れることのできる現実、すなわち、経験科学がとらえる客観的世界の中に転化された瞬間、サンタクロースは陳腐な具象に変わってしまう。

近代科学における局所的因果律

近代の科学は、「今、ここ」の現実の変化をもたらす要因（因果律）を明らかにしてきた。

「今、ここ」に様々な形で存在する物質がどのように変化するかを予言するためには、物質の間にはたらいている力がどのようなものであるかということを調べれば良い。ニュートンの発見した「万有引力」は、そのような力の一つである。

力は、必ず接触したものどうしの間で働く（近接作用）ことが判《わか》っている。重力や電磁気力のように、一見離れたものどうしが力を及ぼしあっているように見える場合にも、必ず、媒介している粒子と物質が接触するという形で力が働く。遠く離れたもの、既に過去のものになったもの、はるか未来の事柄が、「今、ここ」の現実に影響を及ぼすことはない。だから、「今、ここ」の現実の変化の様子を予言するためには、「今、ここ」の近くのものの様子を摑《つか》んでおけば良い。

このような、近代の科学における大前提は、「局所的因果律」と呼ばれる。局所的因果律を前提にして、科学は「今、ここ」の現実が変化する際の法則を明らかにしてきたのである。

局所的因果律は、物質の変化の様子を予言するというような科学の営みや、様々な部品を組み合わせて機械をつくるというような工学の営みにおいては、きわめて有効な概念になってきた。

「今、ここ」の様子に、時間的にも空間的にも遠く離れたものがいきなり影響を及ぼしてしまっては、安心して予言はできない。氷を暖めると水になるという現象が、「今、ここ」の因果律の働き合いだけで決まるからこそ、安心して相転移の理論をつくることができる。「今、ここ」で氷を暖めたら果たして水になるかどうかが、一千年前のある川の流れに熊《くま》が飛び込んだかどうかに影響されるというのでは、科学の予言など成り立たない。

飛行機がちゃんと飛ぶかどうかは、その飛行機の「今、ここ」における局所的因果律の働きだけで決まる。だからこそ、エンジニアは、空を飛ぶ鋼鉄のかたまりを設計するという一見不可能にも思われるような偉業をなすことができる。遠く離れた山の中で石が転がったことが即飛行機の墜落につながるというのでは、そもそも航空力学など不可能になってしまう。

現実の物質に変化を与える力を及ぼすのは、現実の物質だけである。だからこそ、近代科学は、現実にしか興味を持たない。現実のうちでも、「今、ここ」の現実にしか興味を持たない。

遠くはなれた現実や、はるか過去の現実は、この世界の時空の成り立ちの中で、局所的因果律を積み重ねることで、はじめて「今、ここ」の現実に影響を及ぼす資格を持つ。

現実でさえ、「今、ここ」の近くになければ、影響を及ぼすことはできない。ましてや、現実のどこにもない仮想など、「今、ここ」の現実には何の影響も及ぼすことはない。仮想の価値が、近代科学の下で暴落したのも当然のことであった。

科学の誕生前には、仮想の価値はおそらく高かった。人々は、何かを思うということ自体に、現実を変える力があると思っていた。仮想の世界の中で、現実とは独立した行き交いがあると考えていた。

日照りが続く時に、雨乞《あまご》いをするのも、仮想の世界が現実に影響を及ぼすと信じてこそであった。ある人を憎み、のろいの儀式をするのも、仮想の力を信じてのことだった。

今日の私たちも、受験の前に神社に祈願したり、宝くじを買う時に験《げん》を担《かつ》いだりはする。しかし、そのような行為をする気持ちには、どこか中途半端《はんぱ》なところがある。何かを思うこと自体が現実を変える力を持つということを本気で信じていた時代の人々の世界観を、私たちはもはや想像するしかない。

現代人は、自分の夢の中に誰かが出てきたら、自分がその人のことを気にしているからだろうと考える。平安時代には、自分の夢の中に誰かが出てくるということは、その人が自分を思っていることを示すと考えられていたという。仮想の現実に及ぼす影響にまつわる世界観の差が、こんな小さな点に色濃く出ている。現代の解釈は、仮想と「今、ここ」の局所的因果律を積み重ねれば説明できる。平安時代の解釈は、仮想というものの現実に及ぼす作用を本気で信じていなければ、決して成り立たない。

人間の心における現実と仮想の交錯

今日の私たちにとって、何よりも大切なのは現実である。仮想するだけでは、この現実の世界を変えられないという認識が、骨身に染《し》みている。仮想の世界は、映画や小説といったフィクションの世界に閉じこめてしまって、現実の生活の息抜きにすれば良いなどと考えている。現実の生活に、仮想が深く関わるなどとは現代人はおそらく本気では思ってはいない。

しかし、実際には、私たちの生活体験は、現実と仮想の織りなす布のようなものである。確かに私たちが出会う多くのものは、現実のものたちである。しかし、その至るところに、それとは気づかないような繊細でかつ微妙な形で、この世のものではない仮想のものたちが潜み、絡《から》み、顔を覗《のぞ》かせている。

初対面の人に会いに行く。メールや電話のやりとりで、大体このような人ではないか、というイメージはできている。待ち合わせの喫茶店で、その人が私を見て立ち上がる。顔や姿を見た瞬間、それまで自分の中にあった仮想が裏切られる。仮想の中に息づいていた人は、この世界のどこにもいなかった存在として捨てられる。

有名な文学作品を、初めて読む。それまでにふと目にした紹介文や人から聞いた読後感で、こんな作品かなと予期して読み始める。頁《ページ》を捲《めく》るうちに、予期していたものとは違うものとの出会いがある。その出会いに心を動かされつつも、心の中に「こうではないか」と思い浮かべていた仮想の作品は掠《かす》れて消えていく。自分の心の中にあったその本は、実は幻の存在だったのだと気がつく。

友人とキャンプに行く約束をする。木漏れ日がこんな風に煌《きら》めくだろう、夕暮れにカレーの匂《にお》いが立ちこめ、夜の闇《やみ》にたき火が揺らめき、ウィスキーを片手にこんなことを語り合うだろうと想像する。しかし、当日、台風が来る。風が吹き雨が降る。早朝の電話でキャンセルし、雨音を聴きながら静かに自分の部屋で休日を過ごす。穏やかな時間の流れの中で、友人と過ごすはずだったキャンプの仮想は、次第に心の中から消えていく。

このように、日常生活の中で私たちの心の中で起こっていることをありありと見つめてみれば、実はその波の中に無数の仮想がうたかたのように現れては消えていっていることがわかる。とりわけ、まだ見ぬ現実はこうなのではないか、と想像して立ち上がった仮想は、出会った現実がそれと違っていた場合に、あっという間に捨て去られ、忘れられる。

一角獣や、麒麟《きりん》のように、現実に対応するものがない仮想の生命力はそれなりに強い。現実とは別に、そのような仮想の世界を構築しておけば良いからである。その一方で、現実と正面衝突する仮想の寿命は儚《はかな》い。

「オレは田中さんはこういう人だと思っていたのに会ってみたら全然違っていた」

「ドストエフスキーの『罪と罰』を読んで見たら、私が想像していたのと全然違っていた」

というような場合、この世界のどこにも存在しない「私が思っていた田中さん」「私が想像していた『罪と罰』」は、現実には存在しなかったものとしてあっさりと忘れ去られる。

現実こそが、自分が生きる上での関心事だと信じているからである。

こんな現実があるのではないか、と思いめぐらす仮想は、現実と衝突し、そうではなかったと判った瞬間に、現実との椅子《いす》取りゲームに負け、闇へと消えていく。そのような仮想が、振り返られ、愛《いとお》しまれることは、この実際的な現代では、滅多にないのである。

異性の吸引力

異性は、私たち人間にとって、自分自身の生命の鏡であり、泉であり、心の中に浮かぶ切実なものさまざまの起源である。

思春期、私たちは未《いま》だ接することのない異性について、様々な仮想を思いめぐらす。そのような仮想は、現実の異性によって必ずといって良いほど裏切られる。裏切られる失望と、現実の肌合いの魅惑が交錯する。そのような交錯点で、ユングならば「アニマ」と呼んだかもしれないその仮想の異性像を捨て去ることを、私たちは成長と呼ぶ。

現代においては、世界のどこにもいない理想の異性像を大事に抱え込むことなど、青臭い、それどころか病的なことだと思われがちだ。少なくとも、そのような現実のどこにもいない異性像を追い求める青年は、「もてない」のではないか。それでは、困るのではないか。現代人はそのように考えがちである。

樋口《ひぐち》一葉の『たけくらべ』に描かれた恋は淡い。蠟燭《ろうそく》の火の淡さが現代の蛍光灯によってかき消されるように、『たけくらべ』の中の恋心の淡さは、携帯でつながる現代の恋の明るさの前に消されてしまいそうである。

正太郎の、幼なじみの美登利《みどり》に対する報われることのない片思いは、次の場面の二人の顔の色の対照の中に美しく現れている。

正太郎顔を赤くして、何だお六づらや、喜い公、何処《どこ》が好《い》い者かと釣りらんぷの下を少し居退《ゐの》きて、壁際《かべぎは》の方へと尻込《しりご》みをすれば、それでは美登利さんが好いのであらう、さう極めて御座んすの、と図星をさされて、そんな事を知る物か、何だそんな事、とくるり後を向いて壁の腰ばりを指でたたきながら、廻れ廻れ水車《みづぐるま》を小音《こおん》に唱《うた》ひ出す、美登利は衆人《おほく》の細螺《きしやご》を集めて、さあもう一度はじめからと、これは顔をも赤らめざりき。

誰が好きなのか、美登利さんなのだろうと図星を指され、正太郎が顔を赤くするのに対して、美登利は顔を赤らめもしない。ただ、それだけのことである。正太郎の美登利に対する恋は、この場面がクライマックスである。だからどうしたんだ、と現代人は思ってしまわないか。正太郎は、結局美登利に「告白」もしなかったし、つきあいもしなかった。そんな淡い恋を、後生大事に抱えていて何になるんだ、正太郎は、美登利なんか忘れて、早くいい相手を見つけなさい。現代人は、そんな風に思っているところはないのか？美登利にとっての「本命」である信如に寄せる思いの表現も、実際的な現代から見ればいかにもあっけない。まぼろしのごとしである。

見るに気の毒なるは雨の中の傘なし、途中に鼻緒を踏み切りたるばかりは無し、美登利は障子の中ながら硝子《がらす》ごしに遠く眺めて、あれ誰れか鼻緒を切つた人がある、母《かか》さん切れを遣《や》つても宜《よ》う御座んすかと尋ねて、針箱の引出しから友仙ちりめんの切れ端をつかみ出し、庭下駄はくも鈍《もど》かしきやうに、馳《は》せ出《い》でて椽先《えんさき》の洋傘《かうもり》さすより早く、庭石の上を伝ふて急ぎ足に来たりぬ。

それと見るより美登利の顔は赤う成りて、どのやうの大事にでも逢《あ》ひしやうに、胸の動悸《どうき》の早くうつを、人の見るかと背後《うしろ》の見られて、恐る恐る門の傍《そば》へ寄れば、信如もふつと振返りて、これも無言に脇《わき》を流るる冷汗、跣足《はだし》になりて逃げ出したき思ひなり。

やがて、美登利の様子が急変する。美登利は、一足先に大人の女の世界に旅立っていく。信如と美登利の恋、正太郎の美登利に対する片思いは、この現実の世界の中では報われることなく消えていってしまう。後には渡せなかった友仙ちりめんの切れ端が一つ残される。

このような、現実化しない恋について、現代の私たちはどのような態度を取るのだろう。自分の遺伝子を最大限に残すように行動するのが人間心理の設計原理であると嘯《うそぶ》く進化心理学を持ち出すまでもない。恋は報われるに越したことはない、報われない場合は仕方がないという実際的な態度を超えて、私たちは果たしてどれくらい真摯《しんし》に報われない恋の仮想の切実さを引き受けられるのだろうか。

資本主義というのは徹頭徹尾実際的な制度である。その実際的な制度が、グローバリズムの名の下で世界中を覆《おお》いつつある。ヴィジョンは現実化されてこそマーケットの中で評価されるのであって、現実化されないものは淘汰《とうた》される。私たちはそのような思考の癖を持っている。進化心理学と社会的ダーウィニズムは一連なりである。現実との直接的なかかわりを持たない仮想などにはつき合っている暇はない。そのような、実際的な態度が現代を特徴付けている。

一方で、時代が変わっても、人間の性質はそれほど変わりはしない。初恋の仮想も、日常生活の中で流れに浮かぶ泡沫《うたかた》のように生まれては消える取るに足らない仮想も、実現しなかったからこそ切実な作用を私たちにもたらす時がある。日常の小さな仮想の背後に、さらに膨大な仮想の空間が広がっている。『三四郎』の広田先生が言うように、熊本より東京は広く、東京より日本は広く、そして、日本より頭の中のほうが広い。物理的な世界全体よりも広い仮想空間の中に、人類は様々な文学、芸術、音楽の作品を創《つく》り上げてきた。では、そのような仮想の世界の切実さに、私たちはいったいどれくらい真剣に向き合っているのだろう。今日において『たけくらべ』を読むことの困難さは、言葉の難しさだけに起因するのではない。

仮想に対する態度

現実のどこにもないからこそ切実な仮想ということを考える時、私の心の中で浮かび上がってくる一つの光景がある。ドイツの作曲家、リヒャルト・ワグナーの墓の風景である。

ワグナーがすぐれて仮想の人であることは言うまでもないだろう。ワグナーの楽劇に出てくるヒーロー、ヒロインに、「今、ここ」の現実に満足している実際的な人間は一人もいない。『ローエングリン』『ニーベルングの指環《ゆびわ》』『トリスタンとイゾルデ』『パルジファル』。これらの楽劇の中で、ワグナーは現実の生活空間よりも、仮想の方にリアリティを感じる人間を一貫して描いた。

目の前にいる現実の恋人には目もくれず、肖像画の中の男の魂の救済のために命を投げ出すことを夢想する少女（『さまよえるオランダ人』のゼンタ）。

恐れを知らず、火を吐く竜にさえ恐怖を感じなかった若者が、目の前に横たわる美しい女に心を引かれ、拒絶される可能性を感じた時に初めて恐れを知り、母の名を呼ぶ（『ニーベルングの指環』のジークフリート）。弟殺しの疑いをかけられ、自分を窮状から救ってくれる白鳥の騎士を夢見る王女（『ローエングリン』のエルザ）。

実際的であることが健全であるというのが現代の精神であるとするならば、ワグナーは徹底して不健全な人間を描いた。実際、ワグナーの楽劇は、仮想という病にとりつかれた魂の群像のようなものである。

借金取りから夜逃げする。友人の妻を奪う。革命に失敗し、命からがら逃げ出す。破滅の直前に、月の王ルートヴィッヒ二世に救われる。そのような、まるで仮想と追いかけっこするようなワグナーの生涯。

その最後にたどり着いたのが、バイエルンの小都市バイロイトである。バイロイトには、今でも毎年夏にワグナーの作品だけを上演する音楽祭が開かれる祝祭劇場がある。そこから十分ほど歩いたところに、ヴァーンフリートと呼ばれる館《やかた》がある。「妄想の平穏」という名のこの館で、ワグナーと妻コジマは晩年を過ごした。

私が初めてバイロイトを訪れたのは、観光客も少ない冬だった。小ぢんまりとした街の並木道には冷たい風が舞い、人類は絶滅してしまったかと思うほど、人影がまばらだった。博物館になっているヴァーンフリートの正面のレリーフを眺め、客間のグランドピアノの前に佇《たたず》んだ。それから、裏庭に回った。そこにワグナーとコジマの墓があると聞いていたからである。

木立を歩くと、すぐにそれは見つかった。胸を弾ませながら、敬愛する芸術家の墓所に近づいた私を待っていたのは、意外な光景だった。

仮想の人、ワグナーの墓には、墓碑銘がなかった。名前さえも刻まれていなかったのである。

遺言で、そのようなことは一切禁じたらしい。ワグナーとコジマの遺体が埋められたその場所の土の上には、一枚の岩板が載せられているだけであった。ワグナーの遺言は、献花も禁じた。それでも、花を捧《ささ》げる人がいる。私が訪れたその冬の日も、花が捧げられていた。しかし、墓の岩板は、まるで崇拝者の志の花束さえも拒絶しているかのようであった。

この拒絶の厳しさは、一体何なのだろう、私は、静かな木立に囲まれたその一枚岩を見下ろしながら考えた。明らかに、ここには、何か尋常ではないものがある。あれほど強烈に仮想の世界のリアリティに殉じた人が、その墓に一切のシンボリズムを禁じたのは何故《なぜ》か？　そこには、精密に企図された、解き明かされるべき不可解な秘儀があるように思われた。

数日後、私は東京の日常に戻った。猥雑《わいざつ》な街の風景の中を歩きながら、ワグナーの墓の静謐《せいひつ》な佇まいを思い出し、あれは何だったのだろうと考えた。あの頑《かたくな》な拒絶は何かに似ていると感じて、それが何なのかなかなか判《わか》らなかった。

イエルサレム旧市街の神殿の丘に立つ「岩のドーム」のことを思い出したのは、しばらく後のことである。

金色の屋根を載せたこの建物が、岩のドームと呼ばれるのは、それが預言者ムハンマドが黄金の光のはしごで天に昇ったと伝えられる岩を覆っているからである。同じ岩の上で、神の命令に従いアブラハムが子イサクを生《い》け贄《にえ》に捧げようとしたと『旧約聖書』の「創世記」が伝えている。預言者ムハンマドの死の約五十年後、この二重、三重の意味での聖地に岩のドームは建設された。イスラム様式の初期の傑作である。その前に立てば、白、青、褐色、金色と変化する壁面に施された繊細な装飾に圧倒され、中に入れば岩を囲むサークルの円柱の優美さに心が動かされる。聖地のデザイン感覚が、魂を揺さぶる。

しかし、かつて岩のドームを訪れた時、私の心の芯《しん》まで染《し》みこんで来たのは、建物自体の美しさではなかった。絨毯《じゅうたん》の上で一心に祈る人々の姿でさえなかった。私の心を一撃したのは、そのドームに守られた、剝《む》き出しの、自然のままの岩そのものの佇まいだった。イスラム教は偶像崇拝を禁止している。そのことは知識では知っていた。だから、すぐにああこれは、そういうことかとは思った。思ったことは思ったが、隣接するキリスト教区の中で、聖墳墓教会の十字架、キリスト像が溢《あふ》れる光景を見てきたばかりの私にとって、その岩の自然のままの佇まいはあまりにも対照的であった。宗教という秘儀に対する態度としては、おそらくこちらの方が徹底し、純粋なのだろうと直感した。同時に、その激しさの由来を知りたいと思った。偶像を拒絶するその厳しさの核にあるものを理解したいと思った。

もちろん、このような理屈は全《すべ》て後付けに過ぎない。その時の私は、ただ岩を見つめることしかできなかった。どのような人為的なデザインや設《しつら》いからも遠い、一切の装飾を拒絶する岩の佇まいが、尋常ではない何かを私に伝えてきた。

そう思って振り返ると、ワグナーの墓の前に立って感じた気配は、まさに岩のドームの中で感じた何かと同じ性質のものだったように思われる。芸術家の終焉《しゅうえん》の地と、世界宗教の聖地。一見、直接の関係を持たないように見える二つの場所に共通したものは、すなわち、仮想というものに対する態度ではなかったかと思われるのである。

仮想の本質

私たちが世界について考える時、本質的な要素として立ち上がってくるものは、必ず世界のどこにもない仮想である。「真理」は、世界のどこかにある客観的存在では断じてない。

例えば、フェルマーの最終定理を、数学者が三百年以上かけて証明するようなことがある。私たち人間は、このような現象を、フェルマーの最終定理という「真理」が最初からあって、それを人間が見出《みいだ》すだけであるというメタファーでとらえる。時が経《た》つにつれて様々な学者の柔らかな生がそこにとりつくが、その間、フェルマーの最終定理は動かし難い「真理」としてどこかにあったのだと考える。

数学においては、そのような立場を貫く人たちをプラトン主義者と呼ぶ。数学者でなくても、プラトン主義者でなくても、「真理」というものがあるというのは、多くの人間の素朴な思いこみである。「真理」がどこかにあるとすれば、それは仮想の世界にあるとしか言いようがない。どこかの博物館の中に、これが真理でございと飾ってあるわけではないのである。

私たちの精神の中枢《ちゅうすう》に仮想がある。そのように考えると、「見る」ということの本質も違って見えてくる。私たちの視覚は、もちろん、第一義的には現実の世界を見る為《ため》に進化してきた。肉食獣が現れたのに、それを見ようとしない動物がいたとしたら、あるいは空腹だというのに目の前の食べ物を認識しない動物がいたとしたら、そのような動物はとっくの昔に絶滅していただろう。私たちの脳が、第一義的には現実の多様性を認識する方向に進化してきたことは当然である。

外部世界を見る時、私たちは、色や形といった現実の属性に、様々な解釈を貼《は》り付ける。若い女にも老婆《ろうば》にも見える有名な「両義図形」がある。図を構成している白から黒への様々な階調からなる色は、確かに外にある現実を反映している。一方で、それを若い女、あるいは老婆とする解釈の方は、一つの仮想である。仮想であることは、白や黒といった色の感覚に比べて、それを若い女や老婆と解釈する心の働きの方が、何とも抽象的でとらえどころがないことでも判る。実際、若い女と見ても、老婆と見ても、図を構成する白や黒の色の感覚は、確固として揺るぎない存在であり続ける。

それに対して、若い女、あるいは老婆という仮想は、何だか頼りない。この頼りなさこそ、「若い女」あるいは「老婆」という概念が目の前の現実に束縛されない自由な概念の空間の中に所属していることの証左である。

眼を閉じて、若い女や老婆を思い浮かべる時、すでに仮想は現実から独立したものになり始めている。もともと、現実世界の多様性を認識するために脳の中で生成された仮想が、現実世界の桎梏《しっこく》から解き放たれて自由に遊び始める。

認識は、現実世界から出発して、やがて仮想世界をその本拠とし始める。「真理」も「美」も「善きこと」も、全て、仮想の世界の要素である。仮想の世界の要素が、その本性を全うするには、現実世界とのマッチングはむしろ邪魔になる。現実に対応するものがあるかどうかに拘《かか》わらず、仮想世界の固有の論理を追求することの方が本来的な問題になる。むしろ、仮想の世界の論理を全うするためには、現実世界の対応物、対応物と思いこまれてしまうものが邪魔にさえなり始める。

だからこそ、小林秀雄がそのベルグソン論『感想』の中で喝破しているように、視覚の存在が逆説的に仮想世界の真実を「見る」ことの邪魔になるということがあり得る。

画家のヴィジョンも同じ事で、肉眼を越えて見ようとする努力が払はれなければ、ヴィジョンの意味をなさない。彼は、単に眼があるから見るのではない、寧《むし》ろ、眼があるにも係はらず、見抜くのである。

「今、ここ」の因果性を重視して、経験主義科学は発達してきた。科学の知見に支えられて、現代におけるデジタル・インフォメーション・テクノロジーが発展して来た。様々な情報をデジタルのデータとして大量に手に入れられる現在、何かを見ることの困難はむしろ増大している。本来現実に対応物がないことが本質である仮想でさえ、わかりやすい音や絵にして見せることを人々が要求し始める。現代人は、ひょっとしたら仮想とはCGによって表現されたハリウッド映画のことだと想《おも》っているのではないか。CGによって表されたものは、仮想ではない。それは、「今、ここ」の現実である。映画の中で橇《そり》に乗り、にっこりと微笑《ほほえ》むサンタクロースは、もはや仮想ではない。現代の私たちは、仮想とは、本来的に目に見えないものであるということを忘れてしまっているように思われる。

精神の二重国籍者

ワグナーの楽劇『トリスタンとイゾルデ』の最後には、有名な「愛の死」というソプラノの独唱がある。最愛の人トリスタンの亡骸《なきがら》を前にして、イゾルデが幻視の人になる。

彼が、ますます明るくなって、天高く昇り、星々が彼を包むのが見えないのですか。……私だけが、この美しい旋律を聴いているのですか。こんなにも素晴らしく、優しく、喜びに満ちた旋律を。……世界の万有を包む息づかいの中に、沈んでいき、意識を失う、至高の喜び。

最後はささやくように、イゾルデは恋人の後を追う。このような言葉で楽劇を終わらせる作曲家が、仮想の世界は、現実という桎梏から解き放たれてこそ、その本来を全うできるということを知らなかったはずがない。ワグナーの楽劇を、どのように演出するかは演出家の自由である。しかしどのような演出も、この、イゾルデの仮想そのものは描き得ない。また、描くべきでもない。どのような舞台装置の中でどのような衣装を着てイゾルデが歌おうとも、彼女のヴィジョンは、決して「今、ここ」の現実には束縛されない仮想の世界に属し、その中で羽ばたいていく。イゾルデの仮想をCGで再現して舞台に投影するなどは愚の骨頂である。

ワグナーに限らず、オペラの仮想の最も大切な部分は、演出では表現できない。敢《あ》えて表現すべきではない。抑制こそが、優れたオペラの演出の要諦《ようてい》である。同じことは、全ての芸術作品について言える。映画でも、演劇でも、仮想の核心は敢えて視覚的具象としては提示しないことが、優れた演出のメルクマールなのである。

現代の人間も、『トリスタンとイゾルデ』のような作品に込められた仮想のヴィジョンの真実性を受け止めることは知っている。東京でも、ロンドンでも、ニューヨークでも、成功した『トリスタンとイゾルデ』の上演の最後には、暴動が起きるのではないか、新しい宗教がそこに誕生するのではないかというくらい、聴衆が熱狂する。『たけくらべ』を読んで心を動かされるのも、つまりは同じことである。

現実のどこにもない仮想は、現代人の心の中でも中枢の位置を占めている。

もちろん、私はここでいたずらに神秘主義を主張しているのではない。もっとも驚くべきことは、一見無限定に見える仮想の全てが、空間的にはきわめて限定された頭《ず》蓋骨《がいこつ》の中の、一千億の神経細胞の活動によって精密に生み出されている「脳内現象」であるという点にある。

近代科学の明らかにしてきた、局所的因果律に基づく世界観は、おそらく揺らぐことはない。その揺らぐことのない科学的世界観の、精密な局所的因果性に基づく脳の変化に寄り添って、美登利の心のゆらめきも、イゾルデの愛の死のヴィジョンも、この私の日常のとるに足らない小さな思いも生み出される。

私たちの精神は、頭蓋骨の中の「今、ここ」の局所的因果性の世界と、「今、ここ」に限定されない仮想の世界にまたがって存在する。

私たちの精神は、本来的に二重国籍者なのである。

第三章　生きること、仮想すること

考えることと感じること

アメリカ在住の、私の尊敬する幼児の認知発達の研究者は、時に「科学者としてではなく芸術家として」考えるということをモットーにしている。既に得られている知見に基づき論理的に考えることだけを大切にするのではなく、その場、その時に感じることを大切にする。そのようなことを言いたいのではないかと思う。

考えることと感じることは、原理的には必ずしも対立するわけではない。方程式にしたがって変化する機械仕掛けの精密分子機械である脳に、様々なクオリアを感じる私たちの意識が生み出されるという事実一つをとっても、それは明らかであろう。

しかし、実際にはしばしば、科学的方法論を通して（すなわち、経験のうち、数や量に直すことのできる性質を通して）世界を把握することと、感じることを通して世界と出会うことの間には、主観的体験としての断絶がある。

実際、クオリアという問題意識を見出《みいだ》すまでの私は、科学的知を追求するという精神の志向性と、小説を読み、音楽を聴き、絵を見て感動するという志向性の間に、ぬぐいがたい違和を感じていた。

大学院で物理学をやっていた頃、物理数学演習などで、一つの問題の計算に延々と数時間もかかることが良くあった。やっと解き終わって、ほっとした気持ちで公園の暗がりを抜け、公園の中にある音楽ホールに向かう。客席に着き、ヴァイオリンの音を聞いたり、ソプラノが世界の不条理を糾弾するのを目撃したりしているうちに、自分が数式をいじっていた時とは全く違ったモードになっていくのがはっきりとわかった。

科学的方法論は、数量化や方程式による表現を通して、世界の精密な再構築を志向する。数学の問題を解く時の歓《よろこ》びは、そのような論理の緻密《ちみつ》な積み上げに自分を没入する歓びである。

一方、音楽会で心を動かされている時の私にとっては、論理の積み上げというよりは、無限定のなにかを感じることで、世界全体を引き受けることが可能であるように感じられた。しかも、感じる時の意識の働きは、論理を積み上げる時の意識の働きと同じくらい緻密であり、ただその秘密をまだ科学が解き明かしていないだけのように思えた。

深い悲しみを通り越した時、その向こうに見えてくるもの。小さな歓びに没入した時に、自らを包み込むもの。そのようなものが、私の意識によって確かにとらえられているように感じた。それは、恐らくはネイティヴ・アメリカンが無垢《むく》の大自然の中で感じていた何かに通じるものであったし、深い闇《やみ》が続いた後の最初の曙光《しょこう》に接するサバンナの動物の歓びに通じる何かでもあった。

ニュートン以来の物理学のように、論理を構築して、機械仕掛けの宇宙として世界全体を引き受けるのではなく、感じることによって世界を引き受ける、そのような道筋があるように思えた。

大学院で数学的形式に基づいてものを考えている私と、音楽会で感動し、その瞬間に感じているものの中に、世界を引き受けているように感じている私。この二つの「私」の間の関係をどう考えるか。当時の私にとって、それは解くことのできない難問だったし、今日の多くの理系の学生にとっても、そのようなディレンマはあるはずだと思う。

結局、そのようなディレンマを抱えていたからこそ、私は後にクオリアを通して心と脳の関係を考えるに至ったのだろうと思う。

愛や死をめぐる切迫した状況の中で生きるうちに、自分が感じるものの中に世界全体が立ち現れてくるのを感じる。そのような仮想を感じさせてくれるのがすぐれた芸術である。

人は主観的な体験の中で赤い色を、ヴァイオリンの音色を、そこはかとない悲しみを、断腸の思いを、至上の歓びを感じる存在であるからこそ、芸術を生みだし、芸術を体験し、また宗教的な救済を求めようとする。数には表せない経験の質を切り捨ててきた科学は、今のところ、そのような人間の意識の働きを扱うことができていない。

感じるものにとってはこの世界は悲劇であるが、考えるものにとっては喜劇である。

この、しばしば引用される言葉を残したのは、十八世紀のイギリスの首相ロバート・ウォルポールの息子、ホラス・ウォルポールである。

胸を焦《こ》がす恋の思いや、忘れられない愛の記憶も、その生存上の利点は進化心理学的にきっと何らかのモデルで説明ができるのであろう。あるふるまいをすることが自分の遺伝子を残す確率をどれくらい上げるか、適当な数理モデルをつくり、恋愛心理の起源をもっともらしく説明することは、ニュートン以来の科学の方法論の延長でできることだろう。そこに立ち現れるのは、確かに一つの喜劇なのかもしれない。

一方、感じるものにとって、時に世界が悲劇として立ち現れることにこそ、文学という芸術形式の存在理由がある。

『たけくらべ』における美登利《みどり》、正太郎、そして信如のふるまいを、なぜ彼らがそうふるまっているのか、その数理モデルをつくってみることはできるだろう。しかしそんなことをしても、『たけくらべ』の切ない読後感の質には決して届かない。『たけくらべ』の中に立ち現れている切ない美しさを十全に感じるには、私たちは、知的で、客観的なモデルの構築の一歩手前で立ち止まらなければならない。自分の主観的な体験の中に没入しなければならない。

つまり、私たちは、生きなければならない。生きた上で、感じなければならないのである。

統計から遠く離れて

科学的真理とは、すなわち、統計的真理である。一つの生の個別の軌跡に科学的真理が宿るのではない。そのような生を沢山集めてきた時に、そこに現れるある傾向が、科学的法則になる。進化論や進化心理学の議論の進め方が、そのような統計的真理の典型である。

一方、生きることとは、統計的真理に従うことではない。たった一回しかない自分の生の個別性に寄り添うことである。ある行動をしたら、自分が生きのびられる可能性は二十パーセントだと言われたとしても、はいそうですかと納得できる人などいない。自分が生きる確率は常に〇パーセントか百パーセントなのであって、二十パーセント生きのびているなどという状態はない。

サンタクロースを信じている子供にとって、その年齢でサンタクロースを信じている子供の割合が何パーセントである、という数値には意味がない。その親にとっても、そのような数値には意味がない。親にとっては、ただ単に、目の前に具体的な子供がいて、その子供があることを信じていて、その子供の人生を自分が引き受けなければならないだけのことである。

子供を育てるとは、個別性を引き受けることであることは、誰でも納得するだろう。このような教育をしたら、このように育つという確率を与えられれば、参考にはなるだろうが、それだけでは子供の生の個別性を引き受けることはできない。

発達認知科学者のピアジェが著した、自分の三人の子供の成長を観察して記録した本がある。その中で示されている洞察は、認知の発達を考える者にとって、重要な示《し》唆《さ》に富んでいる。

ピアジェにとって、自分の子供は、もちろんかけがえのない存在であっただろう。報告されている認知発達に関する洞察の背後には、一人の父親の愛がある。その一方で、ピアジェの提出しているのはN＝3（サンプル数3）のデータに過ぎないということもできる。科学的な立場から見れば、認知発達について何か普遍的なことを言おうと思えば、もっとサンプル数を増やさなければ駄目だということもできる。

ピアジェも、そんな論理はとうに知っていたに違いない。ただ、ピアジェは、自分の経験に忠実であろうとしただけである。誠実に自分の子供の個別性に寄り添い、そこで何かを発見しただけである。彼が発達認知科学者だったという点をのぞけば、それは子供を育てる者全《すべ》てに起こる経験であろう。

統計的真理をどれほど参照しても、個別の生を生きることにはつながらない。統計的真理というミネルヴァのふくろうは、黄昏《たそがれ》にしか飛び立たない。そのはるか前の真昼時を、私たち一人一人は生きなければならないのである。

傷つけられ得ること

個別性に寄り添って生きるということは、時に傷つけられることが避けられないということを意味する。傷つけられてしまった事実から逃れられない状況の中で、生き続けなければならないことを意味する。

私たちは、一人一人、取り替えの利《き》かない人生を生きている。自らの身に起こったことからは、肉体が取り替えが利かない以上、逃れようがない。我が身に起こったことは、それを引き受けざるを得ないということが、人間の置かれた根本的な存在条件である。

実際に傷つくことと同様に、傷つけられる可能性自体が、生きる上での切なさに通じることがある。

「傷つけられ得ること」(vulnerability) は、文学の重要なテーマである。特に、永遠の若さと美しさに価値を置いているかのように見える、アメリカの文学においてそうである。

ジョン・アーヴィングの作品において、「傷つけられ得ること」は重要なモティーフになっている。『ホテル・ニューハンプシャー』の中には、繰り返し「開いている窓を通り過ぎること」という警句が登場する。開いている窓から、飛び降りてしまわないように気をつけろというのである。『ガープの世界』では、ガープの母親が、「引き潮に注意」と繰り返す。海辺に立っていて油断していると、引き潮が思いもかけず強くて足をすくわれることがあるというのである。人生には、思わぬところに思わぬ危険が待っている。実際、ガープは、偏執狂的なストーカーに撃たれてしまう。

若くて美しい、完全とも思われる状態にいる者ほど、いつかはその完全な状態が失われてしまうことを恐れる。『華麗なるギャツビー』以来のアメリカの文学作品の中には、綿々とそのようなモティーフが受け継がれている。ディズニーランドのぴかぴかのプラスティックの世界は、永遠の若さと美しさのメタファーである。そのような見かけ上の永遠は、傷ついたプラスティックのパーツを交換するシステムによって成り立っている。

しかし、自分の人生は取り替えるわけにはいかない。皺《しわ》だらけになった肉体を、つるつるの若い肉体と交換するわけにはいかない。傷ついてしまったら、傷ついてしまったことを引き受けて生きていくしかない。

人間は至るところで事故に遭い、やがて老い、死んでいく。そのような私たちの生の絶対条件を考えた時、アメリカ文化の中に根強くある永遠の若さへの執着は、かえって痛ましくさえ感じられる。

芸術は、人の心を傷つけることで感動させる

一見逆説的なことに、すぐれた芸術作品には、どこか、人の心を傷つけるところがある。人は、芸術作品に接することで、積極的に傷つけられることを望むとさえ言えるのである。

傷つけるといっても、もちろん、心ない言葉のように不快な形で傷つけるのではない。その瞬間に、何かが自分の奥深くまで入り込んで来たような気がする。ああ、やられたと思う。その時の感覚が何時《いつ》までも残り、脳の中で、何らかのプロセスが進行

しているのが感じられる。その過程で、世界について、今まで気づかなかったことに気づかされる。優れた芸術は、そのような形で、私たちの心を傷つけるのである。

『源氏物語』もそうである。ウェイリーの英語訳で読んだ時、私は、最初の数ページでもう涙が出そうになった。英語の文章は、基本的に抑制の利いた厳しいスタイルを理想とする。その英語の表現で、いきなり、きわめてナイーヴで切ない文章が出現すると、どきりとし、心をグサリと突かれる。

時の帝《みかど》の最愛の女が病に倒れる。しかし様々な事情により、見舞いにも行けない。いつかは来る別れだとは知っていたが、こんなに早く来るとは。人がこの世で生きることの切なさ、いとおしさをストレートに表現して、『源氏物語』はやさしく人の心を傷つける。

漱石《そうせき》の『それから』を読んだ時にも、私は、「やられた」と思った。心の中で、血が流れ出ていくように感じられた。

「門野さん。僕は一寸《ちよつと》職業を探して来る」と云《い》うや否《いな》や、鳥打帽を被《かぶ》って、傘も指さずに日盛りの表へ飛び出した。（中略）

「焦《こげ》る焦る」と歩きながら口の内で云った。

飯田橋へ来て電車に乗った。電車は真直《まっすぐ》に走り出した。代助は車のなかで、「ああ動く、世の中が動く」と傍《はた》の人に聞える様に云った。（中略）忽《たちま》ち赤い郵便筒が眼に付いた。するとその赤い色が忽ち代助の頭の中に飛び込んで、くるくると回転し始めた。傘屋の看板に、赤い蝙蝠《こうもり》傘を四つ重ねて高く釣るしてあった。傘の色が、又代助の頭に飛び込んで、くるくると渦を捲《ま》いた。四つ角に、大きい真赤な風船玉を売ってるものがあった。電車が急に角を曲るとき、風船玉は追懸《おっかけ》て来て、代助の頭に飛び付いた。小包郵便を載せた赤い車がはっと電車と摺《す》れ違うとき、又代助の頭の中に吸い込まれた。烟草屋《たばこや》の暖簾《のれん》が赤かった。売出しの旗も赤かった。電柱が赤かった。赤ペンキの看板がそれから、それへと続いた。仕舞には世の中が真赤になった。そうして、代助の頭を中心としてくるりくるりと燄《ほのお》の息を吹いて回転した。代助は自分の頭が焼け尽きるまで電車に乗って行《ゆ》こうと決心した。

高等遊民を気取っていた代助が、過去に親友にゆずったはずの三千代との愛の真実に目覚める。葛藤《かっとう》の末、不義の愛を貫くことを決意する。その結果、それまでの、父親に経済的に庇護《ひご》されて安定してはいるが、精神的自由のない生活から、自由ではあるが何の保証もない世界の中に突然投げ込まれる。

世事にうとい代助が、それでも、「何か仕事を見つけなければ」と街の中に飛び出していく。その心に映る赤は、最初は現実の赤である。その現実の赤が、次第に、現実には存在しないあふれ出すような幻の赤へと変わっていく。代助の心が生み出した、仮想の赤である。現実の赤から仮想の赤への転移が、バランスを崩しつつある代助の心を表現している。

すぐれた芸術作品に心を傷つけられた時には、はっきりとその感触がわかる。代助と同じ境遇に陥ったことを経験したことがない人でも、代助の運命は、本質的な意味において、自分の人生にも起きうることであると直覚される。そこには、まごうことなくはっきりとした主観的体験の質、クオリアがある。

時には、その芸術作品が持っている毒に、長い間気がつかないことがある。漱石の『坊っちゃん』についても、そんなことがあった。ある知人に、阿部謹也がその著書の中で、『坊っちゃん』の登場人物の中で、漱石は実は赤シャツなんだと書いているということを教えられた。それを聞いた瞬間、私は『坊っちゃん』という作品の秘めている毒に気がついていなかったことを悟らされた。

ずっと、漱石が感情移入しているのは、主人公の「坊っちゃん」だとばかり思っていた。学士様で、『帝国文学』を読み、英文学の知識をひけらかす赤シャツは、どちらかと言えば反感を受けるべき「敵方」の人物だと思っていた。

しかし、そう思って考えてみれば、『坊っちゃん』の登場人物の中で、漱石その人に誰が一番近い客観的プロフィールを持つかと言えば、赤シャツに決まっている。漱石は、自分が赤シャツであることの痛みを自覚しつつ、それでも「坊っちゃん」の世界観に愛情に満ちた共感を寄せてあの小説を書いたのだと気がついた瞬間、私はやられたと思った。グサリと心を一突きされたと思った。自分の考えが浅かったことを思い知らされた。

赤シャツがマドンナをうらなり君から略奪して行くというのは、後年の『こころ』でも繰り返されるパターンである。そのことに思い至った時、私は漱石の心の病の深さを知り、『坊っちゃん』という作品の偉大さを改めて認識した。

『坊っちゃん』風の青春小説は、幾らでもあるだろう。しかしそれらの作者のどれだけが、自らが描いている青春世界に対して、自分は一人の赤シャツに過ぎないということを自覚しているだろうか。

そもそも、青春のまっただ中にいる者に、その青春の本質を表現することなどできない。親譲りの無鉄砲で子供の時から損ばかりしている「坊っちゃん」自身が、自分のことをあれほど巧みに活写できるはずがない。そう考えれば、「自身が赤シャツであること」の痛みは、全ての表現者が避けて通れないものであるはずだ。漱石が赤シャツであるということに気がつくことで、『坊っちゃん』は私の心をより深いところで傷つけ、それだけ印象深い芸術作品になったのである。

身体の傷と同じように、すぐれた芸術作品による心の傷も、その傷が深ければ深いほど、その治癒《ちゆ》のプロセスに時間がかかる。私はこれから長い間、『坊っちゃん』において漱石が赤シャツであることの痛みを感じ続けることになるだろう。

傷を受けての脳の再編成

ある体験から心に傷を受ける、ということを別の言葉で言い換えれば、その体験によって生じた脳の中の神経細胞の活動によって、脳が大規模な再編成を余儀なくされるということである。

身体は、傷を受けると、細胞が分裂して傷を受けた部位の組織を再編成しようとする。その結果、見た目には以前と変わらない組織がつくられる。腕を切断するなど、怪我《けが》の程度が甚だしい場合は原状回復が不可能な場合もある。見た目には原状回復がなされている場合でも、微視的に見れば異なる組織になってしまっている場合もある。

すぐれた芸術作品との出会いが脳に与える作用も、上のような身体の再組織化、再編成のプロセスと似ている。受ける感動の深さ、大きさが、その作品に接することがきっかけになって始まった脳の再編成のプロセスの深さ、大きさの指標になる。

考えて見れば、芸術作品に限らず、一日生活する中で出会う様々なものたちのうち、その一部しか記憶に残らないのは不思議なことである。このような記憶の対象の取捨選択は、脳の扁桃体《へんとうたい》を中心とする情動系と、海馬《かいば》を中心とする記憶系の相互作用によって行われていると考えられる。

ある感覚入力が、それまで脳の中で積み上げられてきた認知の枠組みの中で処理できることであれば、それを特に記憶しておく必要はないことになる。従来の認知の枠組みの中で、それをつかんでおけば足りるということになる。

一方、従来の認知の枠組みでは対処できない体験は、世界について何らかの重要なメッセージを伝えている。認知のネットワークの再構成を必要とする体験は、それだけの新奇性を持っている。だからこそ、脳は、その持てる資源を動員して、その新しい事象を自らの認知のシステムの中に取り込もうとする。その結果生じるのが、強く印象に残る記憶であり、脳の記憶、認知のネットワークの大規模な再編成なのである。

新奇性に加えて、その体験が自分が生きていくということの本質にどれくらい関わる切実なものかという「価値」の判断を、扁桃体を中心とする情動系が行うと考えられる。新奇性や価値の判断に基づいて、海馬や大脳皮質の側頭葉を中心とする記憶のネットワークが、必要な再編成を行うのだと考えられるのである。

強烈な印象を残す体験を受けての再編成は、意識のコントロールできるプロセスとして起こるわけではない。だからこそ、その再編成の結果生じたものに、自分でも驚かされることがある。

そのような再編成の結果新しいものが生み出されるプロセスを、人は創造と呼ぶ。素晴らしい経験をすると、自らもそのような何かを生み出したくなる。適当な形で心が（脳が）傷つけられることで、その治癒の過程としての創造のプロセスが始まる。

脳は、傷つけられることがなければ、創造することもできないのである。

心が受けた傷から放射される仮想

人間は、言葉を獲得し、情報的存在になった時に、それまでの純粋な生物以外の要素を獲得してしまった。だからこそ、食べ物や飲み物などの生存の基本的条件が満たされた後の人間の欲望は、そのほとんどが脳の中でつくり出され、消費されるものになった。

それにしても、依然として人間が、生きるために他の生き物の命を奪い、自身も傷つけられれば血の出る存在であることには変わりがない。まさに、人が生きるということは凄《すさ》まじい。誰かの幸福は、しばしば、他の誰かの不幸の上に成り立っている。少なくとも、文明が発達して多くの人々の生存が保証されるまでの人類の長い歴史においては、確実にそうであった。

民俗学の創始者と言われる柳田国男の自伝エッセイ『故郷七十年』の中に、十三歳で茨城県の布川《ふかわ》の長兄の許《もと》に身を寄せた時のことが書かれている。

布川の町に行ってもう一つ驚いたことは、どの家もツワイ・キンダー・システム

（二児制）で、一軒の家には男児と女児、もしくは女児と男児の二人ずつしかないということであった。私が「兄弟八人だ」というと、「どうするつもりだ」と町の人々が目を丸くするほどで、このシステムを採らざるをえなかった事情は、子供心ながら私にも理解できたのである。

ここで、柳田が、さらりと「ツワイ・キンダー・システム」と書いている習慣の意味を悟った時、私は自分の想像力の欠如を恥じた。

男女が生まれる確率がそれぞれ二分の一である以上、どの家にも男一人、女一人ということは本来あり得ない。もしそのような状態が実現しているとすれば、いったん生まれた後で選択することでしかあり得ない。

考えて見れば、少子化が進むと同時に、生まれた者がほぼ全員老いるまで生きのびるようになったのは、ごく最近のことである。その前には、まさにマルサスの人口論に提示された世界があったのではなかったか？　単純に、例えばもし四人の子供が生まれれば、そのうちの二人が死ななければ人口が増加し、環境への負荷が増してしまう。安定して食糧を得ることが保証されていなかった人類の長い歴史の中で、そのことが一体何を意味したか？

柳田は、右に引用した文章の後にこう書いている。

あの地方はひどい饑饉《ききん》に襲われた所である。食糧が欠乏した場合の調整は、死以外にない。日本の人口を溯《さかのぼ》って考えると、西南戦争の頃までは凡《およ》そ三千万人を保って来たのであるが、これはいま行われているような人工妊娠中絶の方式ではなく、もっと露骨な方式が採られて来たわけである。あの地方も一度は天明の饑饉に見舞われ、ついで襲った天保の饑饉はそれほどの被害は資料の上に見当らぬとしても、さきの饑饉の驚きを保ったまま、天保のそれに入ったのであろうと思われる。（中略）饑饉といえば、私自身もその惨事にあった経験がある。その経験が、私を民俗学の研究に導いた一つの動機ともいえるのであって、饑饉を絶滅しなければならないという気持が、私をこの学問にかり立て、かつ農商務省に入らせる動機にもなったのであった。

私が恥じたのは、人間がそもそも生きものであり、生きものである以上、厳しい生存条件に置かれてきたのだということを、理屈では判《わか》っていても、感覚的には忘れていたことであった。つまり私は、すっかり文明に飼い慣らされていたのである。

真実は恐ろしい姿をしている。人と人の間にあるのは、友愛ばかりではない。文明の中に生きる現在の私たちにとっても、果たして幸福の予定調和があるのかどうか、ある人の幸福は他の人の不幸を意味しないのか、あやしい。それは、恋愛のこと一つを考えてみただけでもわかるだろう。

人間は、なぜ、「平和」という仮想を生み出さなくてはならなかったのか。「愛」という仮想を生み出さなくてはならなかったのか。

平安仏教を特徴づける「極楽浄土」というヴィジョンは、どのような生の必然性から生み出されたのか。

修行者がいよいよ死ぬという時になって、はるか彼方《かなた》から菩薩《ぼさつ》が魂の救済のために物凄《ものすご》い速度で飛んでくるという国宝「早来迎図」を生み出したのはどのような願いだったか。

文明の発達した現代でさえ、十分に親の愛を受けられない子供がいる。大人でさえ生存がおぼつかなかった圧倒的に長い人類の歴史の中で、子供たちはどのような状況に置かれていたか。

遥《はる》か彼方から、無償の愛を届けるためにトナカイに引かれた橇《そり》に乗ってやってくるサンタクロースは、「早来迎図」の菩薩のように、人間の切ない願いが生み出した仮想ではなかったか。

私たちの意識の中で生み出される様々な仮想は、この上なく厳しい人間の生存条件の中で、私たちの心が傷つき、その傷が治癒される際に放射される光のようなものではなかったか。

そのようなことを、文明の中ですっかり飼い慣らされ、自らが切なくも厳しい生を生きる生きものであることを忘れているかのようにも見える現代の私たちは、よほどじっくりと考えてみる必要があるのではないか。

救済の問題

小林秀雄は、『私の人生観』の中で次のようなことを書いている。

「阿含経《あごん》」の中に、かういふ意味の話がある。ある人が釈迦《しやか》に、この世は無常であるか、常住であるか、有限であるか、無限であるか、生命とは何か、肉体とは何か、さういふ形而上学的問題をいろいろ持ち出して解答を迫つたところが、釈迦は、さういふ質問には自分は答へない、お前は毒矢に当つてゐるのに、医者に毒矢の本質について解答を求める負傷者の様なものだ、どんな解答が与へられるにせよ、それはお前の苦しみと死とには何の関係もない事だ、自分は毒矢を抜く事を教へるだけである、さう答へた。これが、所謂如来《いはゆるにょらい》の不記であります。

生きている限り、人間は様々な毒矢を受け続ける。それは、仕方がないことである。人間の心は、傷つけば交換可能なプラスティックで出来ているのではない。傷ついたなら傷ついたなりに、なんとかその状態を引き受けて生きていくしかないのである。

毒矢を抜くことよりも、毒矢はどのように出来ているかの解明に専念してきたのが科学である。科学が、魂の救済の問題に関心を持たないのは当然のことである。喜びも、悲しみも、嘆きも、怒りも、すべては科学がその方法論の適用の対象とはしない、数に置き換えることのできない主観的経験の中にあるからである。

特定の宗教を信じるかどうかは、個人の自由である。しかし、人間が生み出す仮想の切実さを信じられない人の精神生活は、おそらく貧しいものにならざるを得ないだろう。

救済を求める心を、迷信だとして切り捨てて何になろう。世界の因果的理解がいくら進んだところで、自分がいつか死ぬということには変わりがない。

科学は、多くの人が事故や病気さえなければ老境を迎えることのできる文明という安全基地を用意してくれた。しかし、その居心地のよいぬくもりの中で、私たちはさまざまな仮想を生み出してきた人間の生の切実さを見失ってしまったのである。生の切実さを見失ったままで、どうして、現実にきちんと向き合うことができよう。

仮想によって支えられる、魂の自由があって、はじめて私たちは過酷な現実に向かい合うことができるのである。それが、意識を持ってしまった人間の本性というものなのである。

第四章　安全基地としての現実

現実とは何か？

私たちの意識は、頭蓋骨《ずがいこつ》の中の一リットルの脳に閉じこめられつつ、広大な世界を志向している。目の前のコップがそれとしてわかること自体が、すでに一つの奇跡である。原理的には、脳内現象にしか過ぎない私たちの意識が、目の前のコップを認識し、この世界のどこにも存在しない一角獣や、サンタクロースや、極楽浄土を志向する。そのような意識の働きの中に、私たち人間の精神の全《すべ》てがある。

意識の働きのうちに、私たちは現実をとらえる。物質として確かに存在する現実と、この世界のどこにも存在しない仮想とを区別することは、生物としての人間の生存要件のうちもっともクリティカルなものである。サンタクロースを仮想する子供でも、喉《のど》がかわいた時は現実の水を求めることを知っている。どんなに雄大な空想を巡らせても、現実の食べ物がなければ人間は死んでしまう。いくら人間の精神にとって仮想というものが大切な意味を持つといっても、それは現実の支えがあってこそだということは言うまでもないであろう。

ところで、そもそも、現実とは何だろうか？　最も素朴な意味での現実は、確かに存在しているように思われる。朝家を出て、夕方家に帰れば、変事がない限り家はそこにある。数年ぶりに訪れた街で、すっかり忘れていた小さな喫茶店の前を通り過ぎる。自分がその存在を忘れていた間もずっと、その喫茶店が存在し続けていたということが、確かな「現実」の手応《てごた》えを与えてくれる。十年前に一度訪れただけの観光地は、自分がその後再訪していなくても、多少の変化はあっても、確かにそこに存在しているだろうと信じることができる。

科学で扱えるような経験であろうがなかろうが、自らの経験というものの全体を振り返ると、そこに現実の空間が存在し、時間が存在し、その中にどっしりと様々な物質が存在していることは確かなように思われる。それらの「現実」は、私たちが何を仮想しようと、空想しようと、そのようなことに関係なく、変わることなく存在しているように思われる。

生きものたちが生きのびるために限りある食べ物を巡って争う厳しい生存競争の現

場は、この「現実」の中にある。そこにはサンタクロースなどはいない。一角獣もいない。この「現実」の中に、サンタクロースや一角獣が存在すると考えるのは、おっちょこちょいの夢想屋だけである。

ニュートン以来積み上げられてきた物理学の知は、そのような、「現実」の世界を扱ってきた。現実をうまく扱えることは、人間が生物として生きのびるために、是非とも必要なことであった。今日、私たちがその便利さを享受《きょうじゅ》している自動車も、飛行機も、コンピュータも、全ては現実の中に存在するモノである。

日照りが続く時に、雨乞《あまご》いをして、何になろう。天気の変化など、空気の中の分子の運動で決まるに違いないではないか。そんなところに仮想を張り付けたとしても、何の意味もありはしない。

私たちの生存は、確かに、現実と呼んでいる世界の進行なしではあり得ない。仮想することと全くなしで存在する人間というのは想像することができるかもしれないが、現実に依拠することなく存在する人間は想像できない。

では、私たちの生存の基礎である現実とは、一体何なのだろうか？

現実と仮想の萌芽《ほうが》

現実も仮想も、その全ては私たちの脳の中の神経細胞の活動がつくり出した脳内現象である。その意味では、ここからここまでが現実、それから先が仮想と、最初から明確に決まっているわけではない。

現実と仮想との区別は、アプリオリに固まっているわけではなく、ひとつながりの脳内現象のスペクトラムから、後発的に立ち上がってくるものなのである。

生まれ落ちたばかりの子供が経験するのは、おそらく全て平坦《へいたん》な質感の世界である。そこには未《いま》だ現実も仮想も、自己も外界も存在していない。

新生児は、しきりに自分の体を触ってみたりする。この、セルフ・タッチと呼ばれるプロセスを経て、次第に新生児はどこからどこまでが自己の身体であり、どこから外界が始まるのかということを学んで行く。何かを触った時に、それを能動的に「触る」という感覚と、受動的に「触られる」という感覚が同時に生じるならば、触った対象は自分の身体である。一方、能動的に「触る」という感覚だけが生じるならば、触った対象は自分の身体以外の外界である。

私たちの身体も現実であり、身体の周りに広がる外界もまた現実である。外界という現実の中には、自分のことを気にかけてくれ、いろいろと世話を焼いてくれる母親や父親やその他の保護者という他者たちもいる。身体という現実は、外界という現実に頼ることなしには存在し得ない。母親がミルクをくれなければ、父親が温かい毛布で包んでくれなければ、自分の身体という現実は存在し続けることができない。生きのびることができない。そのようなことを、新生児は本能において知っている。

そのような現実の表象を獲得し始めると同時に、新生児の脳の中には、すでにさまざまな仮想が立ち上がりはじめていることだろう。

私たち人間の脳のもっとも顕著な性質の一つは、外界から何の入力がない状態でも、神経細胞が常に自発的に活動しているということである。コンピュータならば、何らかの情報のインプットがあるか、特定のプログラムの実行、具体的な命令がない限りその素子の状態が変化することはない。一方、脳というシステムの素子である神経細胞の活動は、特別の入力、特定の計算の実行がない状態でも常にある程度の自発的活動を保っている。

そのような自発的活動の中で、新生児の脳は、未分化で原始的な形ではあるものの、次第に様々な仮想を立ち上がらせていくと推定される。現時点の脳科学の知識レベルではその詳細はまだわからないが、「自己」「外界」「他者」「快」「不快」といった粗い分節化の中のそれぞれのカテゴリーでいくつかの仮想が立ち上がり、それが次第に複雑で多様に分化していくと考えられる。

そのような過程の中で、一つの達成として言語の獲得があり、また、「サンタクロース」のような仮想も次第に獲得されるのだと考えられる。

脳の中に用意されている仮想が複雑で豊かなものになるほど、現実と仮想の間のマッチングとしての認識のプロセスも、それだけ外界の様相に適切に対応することができるようになっていく。

私たち人間は、一方では外界と生き生きと相互作用しながら、もう一方では脳の中の神経細胞の自発的活動に支えられて、自己の中に発達させた仮想の数だけ、現実を豊かに把握することができるようになっていくのである。

感覚のモダリティを超えた統合

私たちは、視覚、聴覚、味覚、触覚、嗅覚《きゅうかく》といった様々な感覚のモダリティ（心的態度）を通して、外界の様子や自らの身体の様子をつかみ取っている。それぞれの感覚のモダリティの中では、モダリティ固有のクオリアが感じられている。

たとえば、赤のクオリアと緑のクオリア、金属光沢のクオリアはそれぞれユニークな質感として意識の中で感じられるが、これらはまた全て「視覚」のモダリティに属するクオリアとして、明らかに共通の何かを持っているように感じられる。一方で、チョコレートの甘さ、リンゴの甘酸《あまず》っぱさ、唐辛子の辛さといったクオリアも、それぞれユニークな質感として感じられるが、全ては「味覚」のクオリアとして何かしら共通の性質を持っているように感じられる。そして、「視覚」のクオリアと「味覚」のクオリアの間には、双方を混同すべくもない明らかな差があるように思われる。

視覚でも、味覚でも、それぞれの感覚をつかさどる脳の領域の神経細胞の一個一個には、基本的に差があるわけではない。それにもかかわらず、神経細胞の間に結ばれる関係性を通して、まったく異なるクオリアが意識の中に生み出される。この明白な事実は、脳と心の関係を考える上ではもっとも重要であるとともに、その背後にある原理を明らかにすることが難しい問題の一つとなっている。同時に、私たちが意識の中で体験する世界の多様さ、豊かさの源泉にもなっている。

私たちが、この世界に物質として存在する自分の身体や外界といった「現実」をつかむ上では、複数のモダリティの間にまたがる感覚入力の間に、「一致」が見られることが大切な要件となる。

たとえば、目の前に水の入ったコップがあるとする。それを見ている時に私たちの心の中に感じられるのは、色、透明感、照り、輝きといった様々な視覚のクオリアである。それらの複雑で豊かなクオリアの分布が、私たちの意識の中の「コップ」という体験を作り上げている。

私たちは、過去の経験から、そのようにして見えているコップはおそらく現実に存在しているコップだろうと思っている。しかし、その現実感がより確実になるのは、コップに手を伸ばしてそれをつかんだ時である。この時に感じられるコップの触感のクオリアが、視覚においてとらえられたコップの表象と一致するからこそ、私たちはそこに現実のコップがあるというリアリティを感じることができる。

もし、手を伸ばして、確かにコップがあるはずの場所を手が通り過ぎても何の触感も感じられなかったとしたら、私たちのリアリティの感覚はかなり動揺することであろう。自分が今見ているものは、ひょっとしたら幻覚なのではないかという疑いが生まれることだろう。

目の前のコップをつかむことで、視覚と触覚の情報が一致する。コップを唇に当てれば、ひんやりとした触感が生じることでさらにそこに現実のコップがあるという確信が強まる。コップをナイフで叩《たた》き、音がすると同時にその反動が感じられることで、コップという現実の存在は疑う余地のない確固としたものになる。

このように、複数の感覚のモダリティから得られた情報が一致するということが、私たちの現実感を支えている。逆に言えば、そのような一致が成立しないものを、私たちは「仮想」と呼んでいるのである。

この世界への作用の通路

私たちがある存在にリアリティを感じるもう一つのきっかけとして、その存在がこの世界に及ぼす作用が、一つではなく、複数の経路を経由しているという発見がある。例えば、ある存在が、純粋に視覚的表象として存在しているだけでなく、それとは独立な別の作用も及ぼしているという発見が、その存在のリアリティを高めるということがある。

単に視覚的表象として走るだけでなく、同時にエンジン音やタイヤの摩擦音を立てるから、車はリアルな存在になる。サイレンを鳴らすパトカーや消防自動車は、さらにリアルな存在になる。子供がこれらの緊急車両に引きつけられる理由は、案外そのあたりにあるのかもしれない。

三島由紀夫は、その著書『小説とは何か』の中で、柳田国男の『遠野物語』の中の次の一節を、「あ、ここに小説があった」と三嘆久しうしたと紹介し、絶賛している。

佐々木氏の曾《そう》祖母年よりて死去せし時、棺に取納め親族の者集り来て其夜《その》は一同座敷にて寝たり。死者の娘にて乱心の為《ため》離縁せられたる婦人も亦《また》其中に在りき。喪の間は火の気を絶やすことを忌《い》むが所の風なれば、祖母と母との二人のみは、大なる囲炉裡《ゐろり》の両側に坐り、母人は旁《かたはら》に炭籠《すみかご》を置き、折々炭を継ぎてありしに、ふと裏口の方より足音して来る者あるを見れば、亡《な》くなりし老女なり。平生腰かゞみて衣《き》物《もの》の裾《すそ》の引ずるを、三角に取上げて前に縫附けてありしが、まざ〳〵とその通りにて、縞目《しまめ》にも見覚えあり。あなやと思ふ間も無く、二人の女の座れる炉の脇《わき》を通り行くとて、裾にて炭取にさはりしに、丸き炭取なればくる〳〵とまはりたり。母人は気丈の人なれば振り返りあとを見送りたれば、親類の人々の打臥《うちふ》したる座敷の方へ近より行くと思ふ程に、かの狂女のけたゝましき声にて、おばあさんが来たと叫びたり。

三島が絶賛しているのは、「裾にて炭取にさはりしに、丸き炭取なればくる〳〵とまはりたり」というくだりである。三島は、この瞬間、幽霊という超現実が、現実と化してしまったのだと解説する。

すなはち物語は、このとき第二段階に入る。亡霊の出現の段階では、現実と超現実は併存してゐる。しかし炭取の廻転によつて、超現実が現実を犯し、幻覚と考へる可能性は根絶され、ここに認識世界は逆転して、幽霊のはうが「現実」になつてしまつたからである。（中略）

その原因はあくまでも炭取の廻転にある。炭取が「くる〳〵」と廻らなければ、こんなことにはならなかつたのだ。炭取はいはば現実の転位の蝶番《てふつがひ》のやうなもので、この蝶番がなければ、われわれはせいぜい「現実と超現実の併存状態」までしか到達することができない。それから先へもう一歩進むには、（この一歩こそ本質的なものであるが）、どうしても炭取が廻らなければならないのである。

（三島由紀夫『小説とは何か』）

「亡くなりし老女」の幽霊が、純粋に視覚的な表象として存在しているうちは、それがたとえありありと鮮明に見えたとしても、ひょっとしたら幻覚ではないかと思われるかもしれない。しかし、その着物の裾が炭取りに触れ、炭取りがくるくる回った瞬間に、それを見ている者の中での幽霊のリアリティの強度は、飛躍的に高まる。視覚的表象が、同時に、物理的接触を通してこの世界に作用する時、それは幻ではあり得ず、おそらく現実の存在であろうという確信が劇的に高まるのである。

その確信は、「おばあさんが来た」という叫びによって完成する。一連の出来事を経験していたのは、自分だけではなかった。その場に居合わせた他の人もまた、おばあさんの幽霊を見て、その着物の裾が炭取りに触れてくるくるとまわった一部始終を目撃していたのだということが確認されるのである。

これらの全《すべ》ての作用が、「おばあさんの幽霊」という単一の存在によって整合的にもたらされていると認識されるとき、「おばあさんの幽霊」のリアリティは、もはや疑いようのないほど高いものになる。

私たちの脳の中の感覚処理においても、ある存在のこの世界に対する作用においても、本来独立した経路を通ってくるはずの情報が一致した時に、リアリティは飛躍的に高まる。そのような現実が実際には存在しないのに、独立の経路からやってくる情報が一致するということは普通はあり得ない。だとすれば、今自分が意識の中で感じている対象はきっと現実に存在するのだろう、と私たちの脳は推定するのである。

そのようにして、私たちにとっての「現実」は作られる。富士山に一度も登ったことがない人でも、富士山はただ単に視覚的表象として見えているだけではなく、もしそこに近づけば足の裏で踏みしめることのできる土の塊としてそこにあるだろうということを信じている。視覚的表象としての富士山は、触覚的表象としての富士山と必ず一致するだろうと信じている。そのような確信が裏切られないからこそ、また裏切られない限りにおいて、富士山は確かに現実の存在である。

もともとは、現実であれ仮想であれ、全ては神経細胞の生み出す脳内現象である。脳の中の一千億の神経細胞の活動によって生み出され、私たちの意識の中にあらわれる様々な表象が、複数の経路を通って一致し、ある確固とした作用をもたらすとき、私たちはそのような作用の源を「現実」と呼ぶのである。

浮遊するからこその仮想

複数の感覚のモダリティ、あるいは複数の作用の経路を通って立ち現れるものが一致するからこその「現実」であるとすれば、そのような一致が見られずに、浮遊しているものが私たち人間にとっての「仮想」である。

現実は、私たちがその上に立って生きる上での、確固とした基盤を提供してくれる。複数の経路の間でその感覚や作用が整合的に一致する、そのような確固たる存在であるからこそ現実は私たちの生存を支えてくれる。目で見ても、飲んで味わっても、またそれが体内にとりこまれた後の化学的作用においても水は水としてあり、作用するからこそ、水という現実は、私たちの命を支えてくれる。

一方、仮想は、おそらく人間の精神の自由と関係している。仮想は、現実のような確固とした基盤を持っていない。現実のように、安んじてそれに頼ることはできない。しかし、だからこそ、仮想は自由に羽ばたくことができる。複数の感覚の経路の間での、あるいは作用の経路の間での整合性という現実には課されている条件がない分、私たちは、仮想の世界で自由に遊ぶことができる。

もし、何らかの仮想を思い浮かべるたびに、その仮想が現実と同じ意味でこの世界に着地しなければならないのだとしたら、それはかえって不自由なことになってしまう。子供がサンタクロースを想《おも》うたびに、そこに現実のサンタクロースが出現しなければならないとしたらどうか。小林秀雄が蛍を見ておっかさんを追慕する時、おっかさんが生き返らなくてはならないとしたらどうか。そのような感覚や作用の一致なしに、現実から浮遊した形で仮想を作り上げることができるからこそ、私たちは仮想において自由になることができるのである。

現実から浮遊しているからこそ、仮想することの自由がある。現実のように整合性という重いくびきを課されることなく、浮遊しているからこその仮想なのである。

数という仮想

ところで、現実と仮想の間には、一筋縄ではいかない関係がある。突きつめて考えていくと、両者は、必ずしも向かい合って対照されるものではないのかもしれないと思えてくる。

そのことは、数というものの性質をその根源において考えていくことで明らかになってくる。

数は、ニュートンの万有引力の発見以来、人類が次々と発見してきた自然法則において、様々な方程式の中に現れ、現実の変化を記述する上で大きな役割を果たしてきた。もっとも極端な立場をとれば、宇宙とは、その時間の原点における状態（初期状態）を表す数と、その後の変化を決定する方程式という、一連の数学的概念の集合と等価である。数学的概念を適当な数で表すことができれば、それは、たった一つの数と等価であるとさえ言えるかもしれない。たった一つの数を与えれば、宇宙の様子はすべて把握することができる。そのような数秘術的な思考が古来脈々と続いてきたのも、それだけ数というもの、一般に数学的概念というものが、この世界の運行を予言する上で力を持っているからである。

現実の物質の客観的なふるまいが、方程式の中に現れ、方程式によって与えられる数によって厳密に予言できることを考えれば、数が、現実というものそのものであってても良かったはずである。あるいは、現実そのものが数であっても良かったはずである。

しかし、実際にはそうではない。数こそは、人間が作りだした仮想の最たるものである。「数」に限らず、あらゆる数学的な概念は、人間の作り出した仮想である。現実を数で置き換えることはできない。数は、あくまでも、現実そのものではなく、私たちが現実と向かい合う時にそこにインターフェイスとして浮上してくるもの、サンタクロースや一角獣といった仮想と同じように、私たちの意識の属性として立ち現れてくるものなのである。

例えば、私たちは「線」という概念を、連続的につながった一つの存在として表象する。どんな小さな子供でも、線といえば、連続しているものだという了解を持っている。

ところが、現実の世界に、このような「連続した」線が本当にあるのかどうか、はなはだ怪しい。現実の時間や空間が果たして連続的なものなのか、もし連続的であるとして、それをどのように確認することができるのか、確実なことはわかっていない。そもそも、私たちの意識の中では自明なことのように思われる「連続」という性質をきちんと定義すると、案外難しい。実際、連続という概念がどのようなことを意味するのか形式化できたのは、十九世紀後半、ドイツの数学者、デーデキントが「デーデキントの切断」という考え方を導入した時のことだった。

その古典的名著『数について』の序文の中で、デーデキントは、自身の理論が出現する以前の数学における「連続」の概念の位置づけについて、次のように記している。

微分学が連続的量を取扱うとは、しばしばいわれていることであるが、それにもかかわらずどこにもこの連続性の説明は与えられていないし、微分学の最も厳密な叙述といっても、その証明は基礎を連続性におかず、幾何学的な、または幾何学によって生ぜしめられた表象の意識に多かれ少なかれ訴えるか、またはそれ自身いつになっても純粋に数論的に証明されないような定理に基づいているかのいずれかである。

（デーデキント『数について』河野伊三郎訳）

このような「連続」をめぐる当時の状況に不満を持っていたデーデキントは、後に「デーデキントの切断」と呼ばれるようになった概念を導入すると、「連続」を厳密に定義できることを見出《みいだ》した。核心的なアイデアを得たのは、一八五八年十一月二十四日のことであったと、デーデキントは記している。

「デーデキントの切断」とは、次のような考え方であった。

前節で注意をうながしておいたように、直線の一つ一つの点 p は直線を二つの半直線に分け、一方の半直線の一つ一つの点はもう一方の半直線の一つ一つの点の左にあるような分割を引き起こす。さて私は連続性の本質がこれの逆に存すること、すなわちつぎの原理に存することを見いだすのである。

「直線のあらゆる点を二た組に分けて、第一の組の一つ一つの点は第二の組の一つ一つの点の左にあるようにするとき、このあらゆる点の二つの組への組分け、直線の二つの半直線への分割を引き起こすような点はつそうしてただ一つだけ存在する」

……読者の大多数は、連続性の秘密がこのような平凡な取るに足りないことによって解き示されるべきだと聞いてははなはだ幻滅を感ずるであろう。（中略）直線のこの性質を承認することは公理にほかならない。これによってはじめてわれわれは直線にその連続性を認め、これによってわれわれは連続性を直線の中に持ちこんで考えるのである。（前述書）

むろん、デーデキントの定義は、連続という概念を、別の概念（数の順序、分割）に置き換えたに過ぎない。「順序」も、「分割」といった概念も、それ自体を厳密に定義しようとすれば、その底は抜けている。私たちの意識の中の、はっきりととらえることができるものの、その基盤のわからないある感覚（クオリア）の作用に、これらの概念の定義も結局は依拠せざるを得ない。およそ全て意識されるものはクオリアであるから、それは仕方がないことである。

数学的議論は、私たちがすでに意識の中では、あいまいな形ではあれつかんでいる何かを厳密化、形式化するだけである。「デーデキントの切断」の導入による「連続性」の厳密性の定義が与えられるはるか以前から、私たちはある種の質感としては、「連続」というものがどういうものか、直観的に理解している。「デーデキントの切断」は、この「連続」という質感が、「順序」や「分割」という質感とどのような関係にあるのかを示すだけである。しかし、そのような関係性が、厳密な論理と整合性をもって構築できる点において、デーデキントの発見は、数学史上の偉大な進歩であった。

「連続」「順序」「分割」といった概念は、目の前のコップのようにはっきりとした形をとった現実としてこの世界にあるわけではない。「無限」という概念も、数学において重要な役割を果たす。しかし、私たちの身の回りに「これが無限でございい」と示せるものがあるわけではない。私たちが扱えるのは、無限自体（実無限）ではなく、このようにして、無限を得ることができるという手続きの提示によって見えてくる仮想としての無限（可能無限）だけである。

その意味では、数学を成り立たせているのは、徹頭徹尾、この世界にはどこにも存在しない仮想である。数学の歴史とは、そのような仮想の間の関係を、論理と整合性を保ちつつ構築することであった。

そのような仮想によって構築された数式の世界に、現実の世界がなぜか従う。このことは、私たちの生が投げ込まれているこの世界の持つ、きわめて不思議な性質の一つであると言わざるを得ないのである。

現実と仮想の関係

数と現実の関係を考えることは、そのまま、私たちが「現実」と呼んでいるものと、「仮想」と呼んでいるものの間の関係をより厳密な意味で考えることにつながっていく。

目の前のコップは、手にとって確かめることのできる、はっきりとした存在感を持っているように思われる。

しかし、カントが『純粋理性批判』の中で看破したように、私たちは「もの自体」には決して到達し得ない。私たちは、「コップ自体」を決して知り得ない。たとえ、「コップ自体」が本当に存在するとしても、私たちが意識の中で把握することができるのは、その色や、触覚や、叩《たた》いた時の音といったクオリアだけである。

つまり、「現実自体」というものは、コップを前にした時のように、私たちの意識の中にありありと鮮明な形であらわれるクオリアの向こうに、決してそれ自体には到達できない形で現れる、一つの仮想であるとも言えるのである。

「現実自体」が一つの仮想でしかあり得ないのは、自分の身体という現実についても同じことである。自分が眠り、意識を失っている時の自分の身体という「もの自体」のことを、私たちは決して知り得ない。にも拘《かか》わらず、私たちはその知り得ない身体という「もの自体」がなければ、一刻たりともこの世界の中に存在することはできない。

私たちは、自分の身体の消息を感じることはできる。注意を向ければ、心臓の鼓動は感じることができる。息をするためにふくらんだりしぼんだりしている肺の感覚も感じることができる。目を向ければ、自分の皮膚の色も感じることができる。

ぼんやりして、少時《しばらく》、赤ん坊の頭程もある大きな花の色を見詰めていた彼は、急に思い出した様に、寐《ね》ながら胸の上に手を当てて、又心臓の鼓動を検し始めた。寐ながら胸の脈を聴いてみるのは彼の近来の癖になっている。動悸《どうき》は相変らず落ち付いて確に打っていた。彼は胸に手を当てたまま、この鼓動の下《もと》に、温かい紅の血潮の緩く流れる様を想像してみた。これが命であると考えた。自分は今流れる命を掌《てのひら》で抑えているんだと考えた。それから、この掌に応《こた》える、時計の針に似た響は、自分を死に誘《いざな》う警鐘の様なものであると考えた。（中略）彼は時々寐ながら、左の乳の下に手を置いて、もし、此所《ここ》を鉄槌《かなづち》で一つ撲《どや》されたならと思う事がある。彼は健全に生きていながら、この生きているという大丈夫な事実を、殆《ほと》んど奇蹟《きせき》の如《ごと》き僥倖《ぎょうこう》とのみ自覚し出す事さえある。　（夏目漱石『それから』）

しかし、そのような自分の身体の息づきから受ける感覚の背後に確かにあるはずの、「身体自体」には、私たちは決して到達し得ない。その到達し得ない「身体自体」に、私たちは自分の生存を依存せざるを得ないのである。

私たちの意識の中には、確かに「現実」と思われるようなものが現れる。例えば、こうしてこの文章を書いている私の意識の中には、現実のものと思われるコンピュータや、机や、椅子《いす》や、カーテンといったありありと鮮明にそこにあるように感じられるものたちのクオリアがある。

しかし、これらのものは、実は全《すべ》て「現実自体」を反映して意識の中に立ち現れる、「現実の写し」に過ぎない。その「現実の写し」を、私たちは通常、「現実」と呼んでいる。そのような「現実の写し」としてのクオリアは、幻覚作用のある物質を服用したり、鮮明な夢を見たり、あるいは眠る前にうとうとしている際に時々現れることがある「入眠時幻覚」といった変性意識状態の下では、対応する「現実自体」なしでも現れることがある。あるいは、大脳皮質、とりわけ側頭葉の感覚連合野を直接電極で刺激した時も、対応する「現実自体」がなくても、鮮明な「現実の写し」が現れる。意識の中に現れる「現実の写し」が実際に「現実自体」を反映しているかどうかを区別するためには、経験自体とは別個の論理的推論が必要なことになる。

私たちの生の基盤を与えてくれるのは、「現実の写し」としての意識に現れるクオリアではなく、確かに私たちの生存を支えている「現実自体」だけである。そして、その「現実自体」を、私たちは決して知り得ない。私たちの意識の中に生み出されるものは、全て、仮想である。その仮想のうち、通常の意識状態では「現実自体」を映していると推定される「現実の写し」を、私たちは普段は「現実」と呼び習わすだけの話なのである。

変性意識状態や、大脳皮質の直接刺激といった特別なことを考えないかぎり、意識の中の「現実の写し」を「現実自体」を反映するものと考えても、通常は差し支えない。だから、私たちは、意識の中に現れる「現実の写し」のクオリアを、「現実」と呼び、それを「現実」として扱うことで、決して現実自体は知り得ないこの世界の中を生きのびて行くのである。

探求のための安全基地

数学者にとって、数学的仮想は、しばしば、目の前にある現実よりもリアリティのあるものである。

地面に図形を描いて幾何学の問題を考えていたアルキメデスにとって、目の前に現れた兵士は、自分の頭の中の数学的概念に比べれば、とるに足らないリアリティしかなかったのであろう。

アルキメデスは、自分の直観にしたがって、目の前の兵士を無視した。その結果、アルキメデスは兵士に殺され、数学的仮想を探求するための必要条件であった、自分の身体という安全基地を失った。

幼児の発達過程において、母親を初めとする保護者が、心理的な「安全基地」を提供することが大変重要であるという説を唱えたのは、心理学者のボールビーだった。

幼児は、積極的に新しい世界を探求しようとする欲求を持っている。すばらしい新世界を探検する幼児の目は、輝いている。大人は、探求を無理強いする必要はない。ただ、幼児が安心して探求できるような環境を整えてやりさえすれば良い。探求をするための心理的な安全基地を提供してくれる保護者に対して幼児が示す親愛の情、そこから切り離されまいとする感情を、ボールビーは「愛着」と呼んだ。

意識を持ってこの世界の中に生きる私たち一人一人は、母親の愛情に包まれて目を輝かせてこの世界を探索する幼児に似ている。私たちの意識の中にあらわれるのは、全て仮想である。その仮想のうち、現実を映し出すものを、私たちは現実と呼ぶ。そして、私たちは、自分の身体と、その身体を支えてくれる周囲の環境という「現実自体」に支えられて、仮想の世界の探求に乗り出す。

たった数小節の音楽でも、たった一頁《ページ》の文学作品でも、そこには無限の可能性があることを考えてもわかるように、仮想の世界の広がりは無限である。仮想に向き合う人間は、誰でも、無限を相手にしている。一生かかっても探求しつくすことのできない、人類の全歴史の、全ての人の体験を寄せ集めても覆《おお》い尽くすことのできない無限の仮想の広がりの中で、私たちは目を輝かせて探求を続ける。

そのような私たちの探求は、決してそれを直接知ることのできない現実自体に支えられている。意識の中にあらわれるクオリアを通して、間接にその消息が伝わってくる現実自体が、私たちの魂の探求の安全基地を提供してくれる。

その母なる現実自体の顔を、私たちは決して見ることがない。母なる存在を直接知ることなく、私たちは脳という現実に支えられた自分の意識の中で、世界のことを夢見ている。

第五章　新たな仮想の世界を探求すること

養老孟司《たけし》はゲーマー？

生きてゐる人間などといふものは、どうも仕方のない代物《しろもの》だな。何を考へてゐるのやら。何を言ひ出すのやら、仕出来《しでか》すのやら、自分のことにせよ他人事にせよ、解《わか》つた例《ため》しがあつたのか。鑑賞にも観察にも堪へない。其処《そこ》に行くと死んでしまつた人間といふものは大したものだ。何故、あゝはつきりとしつかりとして来るんだらう。まさに人間の形をしてゐるよ。してみると、生きてゐる人間とは、人間になりつゝある一種の動物かな。

『無常といふ事』の中で、小林秀雄が川端康成に語ったとして記している言葉である。私たちは、目の前にいる、生きている具体的な人に対しては、油断することがある。

そこに、世界の成り立ちを支えている普遍が存在し得るとはどうしても思えないところがある。

一方、小林の言うように、死んでしまった人間は、私たちを安心させる。死んでしまった人間にならば、安心して、普遍だとか形而上学《けいじじょう》だとかを宿らせてもいいのではないかと思う。私たちが、プラトンや、カントや、アインシュタインや、ニーチェや、本居宣長《もとおりのりなが》や、小林秀雄を安心して見ていられるのも、これらの人物がもはや動かし難い何かになってしまっていると感じているからである。普遍とか形而上学とかいったものは、そのような動かし難いものであるはずだと信じているからである。

しかし、死んでしまった人間も、かつては生きていたはずである。私たちが今日それらの死んでしまった人間に宿らせている普遍は、全《すべ》てが柔らかく、頼りなく、何をしでかすのやら、何を言い出すのやらわからなかった人間たちの生の軌跡の残滓《ざんし》だったはずである。

いかなる普遍も、個別にしか宿り得ない。もし、人たる者が生きている間に普遍に接続できることがあるとすれば、その道は、目の前の、何を考えているのか、何を言い出すのか、しでかすのか判《わか》らない人間を通してしかないだろう。

生きている人間がうごめく、この雑然とした日常は普遍や形而上学とは関係ないと思いこむ油断こそ、私たちがなによりも警戒しなくてはならないことである。

養老孟司さんは、実はコンピュータ・ゲームをやるらしいという噂《うわさ》は、最初に誰に聞いたのだろう。

どのようなゲームか判らないが、とにかくやることはやるらしい、と確かな筋が教えてくれた。「確かな筋」というのはいかにも大げさだが、とにかく信頼できる情報源だったのである。ところが、その確かな筋が誰だったのか、思い出せない。

私自身、その噂が真実であることを実際に確認したのは、京阪奈での研究会でのことだった。

ロボットのフォーラムがあって、養老さんに来ていただいた。公開シンポジウムの前日、夜遅く到着する養老さんに、お疲れのところ申し訳ないが、滅多にない機会だから議論をしたいと、十人くらいの研究者でお待ちしていた。それは至って自由な、肩肘《かたひじ》張らない研究会で、夕食後、缶ビールを飲んで、養老さんが到着された午後十時過ぎには、みんなもうかなりできあがっていた。養老さんは、しばらくそんな私たちの様子を見ていたが、酒は止《や》めているから、となかなか手を伸ばさなかった。しかし、そのうち、「まぁ、いいか」と一言つぶやいて、缶ビールを口にされた。

養老さんのお話は何時《いつ》ものことながら大変面白く、まだまだ話し足りない気がしたが、さすがにお疲れだろうからと、何となく遠慮があって、午前一時くらいになった時に、それでは今日はこれまでにしましょうでお開きにした。

翌朝、養老さんは、私の顔を見るなり、「いやあ、あれから朝五時まで寝られなかったよ」と言われる。

「お仕事ですか？」と聞くと、

「いや、部屋に帰って、コンピュータ・ゲームを始めたら、止められなくなってね」と答えて、涼しい顔をされている。

それだったら、もう少しお話すれば良かったですね、と言いかけて、私は止めた。なぜ止めたのか、遠慮があったことは事実だと思うが、今から振り返ると、「それだったら」という理屈のつながりが養老さんの顔を見た瞬間にふにゃふにゃと溶けてしまったのだと思う。

「朝五時まで仕事をしていた」ならば、「それだったら」にならず、「朝五時までコンピュータ・ゲームをしていた」というのならば「それだったら」になる。これは、理屈が通っているようで、なぜそのようなことになるのか、ちゃんと説明しようとするとよく判らない。

どうも、「知識人」とコンピュータ・ゲームの結びつきは、意外な感じを与えるようだ。

哲学者の廣松渉《ひろまつわたる》さんには、一度だけお会いしたことがある。その難解な文体からは想像もできないほど、春風のような柔らかい印象の方だった。それにしても、廣松さんがコンピュータ・ゲームに関心を持つとは思えない。ところが、廣松渉さんは、コンピュータ・ゲームに大変興味を持っていて、ただ、始めてしまうと止められなくなってしまいそうなので、手を出さないのだよと言われたと、これまた確かな筋から聞いたことがある。

廣松さんにしろ、養老さんにせよ、何故《なぜ》、コンピュータ・ゲームとの結びつきが意外な感じがするのか？ 養老孟司が、「ゲーマー」でも別に良いではないか。何故、昆虫採集だと良くて、ゲームだと一見「そぐわない」感じがするのか？ ゲーマーが、唯脳《ゆいのう》論や都市と自然の関係を議論する知識人では、どうしていけないのか？ きちんと説明しようとすると、そこには案外難しい問題があるように思われる。

コンピュータ・ゲームと言っても良いし、テレビ・ゲームと言っても良いが、その社会の中での位置付けは、子供の遊び、気晴らしといったもので、まともな大人が目を輝かせて語るものではないと見なされているように思われる。一方で、テレビ・ゲームは、養老孟司さんが、午前五時まで熱中するほど、私たちにとって訴求力を持つ存在でもある。

テレビ・ゲームという表象も、また、意識の中で把握されるクオリアから成り立っている。クオリアとして成り立つ以上、そこには、何らかの形而上学の、そして仮想の気配が立ち現れているはずである。その向こうに、どんな普遍が待っているか、判ったものではない。テレビ・ゲームだからと言って、油断してはいけない。

テレビ・ゲームに限らない。目の前に、現実のものとして物象化しているものに対して、われわれは油断しがちである。テレビもそうである。コンピュータもそうである。これらのものも、それが意識の中に立ち現れる脳内現象である限りにおいて、この世ならぬ彼岸の気配が立ち現れているはずである。

小津安二郎の「お早よう」の中に出てくるテレビには、彼岸の気配が立ち現れている。兄弟が、家にテレビがないので、お隣りさんに見に行く。ささいなことがきっかけで、兄と弟は家出をする。夜になって、家族が心配する。英語の先生が、街でテレビを見ている二人を見つけて届けてくれる。兄が、廊下に置かれている「ナショナル・テレビ　高性能遠距離用　14型」と書かれた大きな段ボール箱を見つける。とたんに機嫌が良くなって、大人たちと話しはじめる。弟が、たまらず、フラフープを回し始める。

この場面で、テレビがその中に入った段ボール箱は、間違いなく形而上の世界の気配を伝えている。弟が回す、真っ赤なフラフープにも形而上の世界の気配がある。紙でできた箱だからと、プラスティックでできた輪だからと、バカにしてはいけない。これらの、ごくありふれたものたちをバカにすることで、私たちの精神は油断し、そこに立ち現れている深遠なものを見逃してしまう。

パリのカフェで現象学者から「目の前のコップからも、哲学を語ることができるんだよ」と聞かされたサルトルは、感動で青ざめたと、ボーヴォワールが証言している。目の前のコップから哲学を論じることができるのならば、テレビ・ゲームから普遍を論じても良いではないか。

テレビ・ゲームとは、一体どんな存在なのか？　テレビ・ゲームをやるということに伴う主観的体験を、社会的な位置づけなどを意識することなく、ためらいを捨てて曇りのない目で見るとき、そこに現れてくるものは一体何なのだろうか？

そのような問題を考えることは、「真理とは何か」「空間とは何か」「時間とは何か」という問題を考えるのと同じ権利を持って、形而上学の問題である。油断をしていては、そのような大切な問題を考えられない。

生きている人間を前にして、油断してはならない。一見取るに足らないようにも思える、具体的なモノをないがしろにしてはいけない。養老孟司さんとテレビ・ゲームが似合わないと思いこむのは、そのような油断の一つの現れなのである。

フェノメノン

私が一番最初にテレビ・ゲームの魔力を意識したのは、小学生の男の子の家庭教師をしていた大学生の時だった。もちろん、その前にも喫茶店のテーブルに備え付けられた「インベーダーゲーム」などをやりはしていたが、「名古屋撃ち」というのが何のことか、未《いま》だに判らないくらい、時々いい加減にやってみるだけのことだった。

私が家庭教師をしていた子は、大変アタマの回転の速い子だったが、休憩の時間になると、ファミコンを持ってきて「先生やりましょう」と誘った。二十分くらいの休憩時間が終わると、私は一応もっともらしく「さあ、勉強をやろう」と促したが、本当は、もっと野球やテニスといったゲームがやりたくてたまらなかった。

とりわけ、「スーパーマリオブラザーズ」をすることは、それまでに全く体験したことのないような、心が沸き立つような体験だった。最近のアクション・ゲームに比べれば、画像は粗く、画面のスクロールも一方向にしかできないなど、原始的と言ってもいいくらいのゲームであった。しかし、その世界に接した時の感覚は、それまで全く体験したことのないものだった。ブロックを叩《たた》くとキノコが出て、そのキノコを食べると身体《からだ》が大きくなる。隠れブロックからジャックと豆の木のようなツタが伸びて行く。雲の上の世界に行ける。このような新しい世界が、自分の指の操作、自分の意志との相互作用で生まれてくるというのは驚くべきことであった。

あの頃のテレビ・ゲームは、一つの「フェノメノン」(強い印象で人々の心を虜《とりこ》にする地上に現れた新奇な現象)であったように思う。力道山のプロレスが街頭テレビで流されていた時も、人々は一つのフェノメノンが現れたことを感じたかもしれないし、ビートルズが来日公演した時も、それは一つのフェノメノンだったかもしれない。「スーパーマリオブラザーズ」でブレイクしたテレビ・ゲームもまた、何かとてつもなく新しいものが地上に現れたという、一つのフェノメノンとして私たちの脳に知覚されたように思う。

もともと、脳は、新奇なものを好む性質を持っている。新生児に見慣れたものと目新しいものを見せると、目新しいものの方を長く見る。私たちが住んでいるこの複雑怪奇な世界の多様性を理解するためには、常に、それまでのコンテクストでは十分理解できないような、新奇なものに眼を向けなければならない。そのような本能が、新生児には具《そな》わっているのである。

もっとも、新生児が目新しいものを好むからと言って、常に新奇なものを見せていればいいというわけではない。このあたりが、一つの原理では割り切れない、私たちの脳という存在の複雑さである。そもそも、新生児が新奇なものを好む、という実験結果は、たとえば、母親の膝《ひざ》に抱かれているというように、新生児が安心できる状態で得られる。ボールビーが指摘したように、母親という「安全基地」に守られて、初めて新生児は新奇性を探索するようになるのである。

逆に、何か不安な気持ちにかられている時は、新生児は、新奇なものよりも、親しみのあるもの、たとえば母親の姿を求める。新奇性を好むという傾向と、安らぎを与えてくれる親しみのあるものを求めるという傾向がコンテクストによってダイナミックに切り替わって、新生児の脳は発達していくのである。

「スーパーマリオブラザーズ」が爆発的にヒットしたあの頃、私たちにとってのテレビ・ゲームは、安らぎを与えてくれる親しみと、今までみたことがない新奇性が混ざったものであったように思う。誰も、ゲームをやっている最中に、自分の命が危うくなるとは思わない。安全で快適な室内環境の中でこそ、ゲーム体験をするという文脈が成立する。親しみと、新奇さの汽水域に、今まで体験したことがないような世界が開かれていく。だから、私たちは、まるで生まれて初めてのものを見た新生児のように、マリオに夢中になってしまったのである。テレビ・ゲームは、それまでにない体験の回路を、私たちの前に切り開いたのだ。

クオリアの平等

今日の社会において共有、了解されている通常の文脈から言えば、テレビ・ゲームは、いわゆる「サブカルチャー」に属するとみなされている。養老孟司や、廣松渉といった人たちがテレビ・ゲームをやる、興味を持つということがちょっと奇異に感じられるのは、メインカルチャーを担《にな》うと見なされている人たちと、サブカルチャーの結びつきが意外な感じがするからである。

しかし、私は、ここで、サブカルチャーの社会における位置付け云々《うんぬん》という話がしたいわけではない。むしろ、そのような視点は、そもそも私たちがゲームをするという体験の中に潜んでいるエッセンスを隠してしまう。何よりも警戒すべきことは、あるわかりやすい構図にはまることで、すっかり油断してしまうことである。確認しておきたいのは、私たちの主観的な経験の中に立ち現れるクオリアという視点から見れば、どんな主観的体験も、本来は平等なユニークさを持つはずだ、ということである。

たとえば、ミロのヴィーナスを見たときに心の中に感じるクオリアは「美しく」、「崇高」で、「プラトニック」なものであり、一方、テレビのバラエティ番組でタレントがお喋《しゃべ》りをしているのを聞いている時に感じるクオリアは、「低俗」で、「くだらなく」、「美しくない」とカテゴリー分けするのはやさしい。しかし、そもそも、どのようなクオリアも、脳の中の一千億の神経細胞の活動が生み出す関係性から、私たちの意識の中に生み出されている。私たちの心の中で、ユニークに感じられるクオリアとしては、ミロのヴィーナスのクオリアも、バラエティのタレントのクオリアも同じような意味で「ユニークな体験」と見なされる権利を持っている。

そもそも、クオリアがどのように生み出されるのか、という起源問題に即して考えれば、私たちが、日常生活の中で、「通俗的」と感じるクオリアは、伝統的な文脈の中で「永遠」とか、「プラトン的」とされてきたような概念群と本質的に変わらないとさえ言える。

今日、「プラトン的世界」という言葉は、方程式や、正多面体などの数学的概念の世界にあらわれる「整然とした秩序」という意味で使われる傾向がある。イギリスの著名な数理物理学者ロジャー・ペンローズが、脳と心の関係を議論した『皇帝の新しい心』の中でも、「プラトン的世界」は、「数学的秩序」という意味で用いられている。

しかし、もともとプラトンが意図していた意味での「プラトン的世界」は、必ずしも今日的に理解される「数学的秩序」に限られていたわけではない。原義では、美や道徳といった概念も、「プラトン的世界」に属するものと考えられていたと思われる。美や道徳というと、数学的な概念に比べると、曖昧《あいまい》なもののような印象がある。しかし、およそ、私たちが意識の中で思い浮かべることができるものはすべてクオリアであるという現代の脳科学の出発点に立てば、それが数学的な概念であれ、美や道徳といった一見曖昧な印象を与える概念であれ、すべて、この地上の物質世界とは独立したプラトン的世界に属すると言ってもよい。

たとえば、「長嶋茂雄っぽい感じ」も、私たちの心の中で、一つのクオリアとして感じられており、その意味ではプラトン的世界の住人である。「長嶋茂雄っぽい感じ」は、昭和の日本において多くの人の脳の中で神経細胞の活動の相互関係として現実化した。しかし、潜在的には、「長嶋茂雄っぽい感じ」は、宇宙の開闢《かいびゃく》以来百億年余りの間、プラトン的世界の住人としてずっと存在し続けて来たのだと言える。ちょうど、正二十面体という数学的概念が時を超えた普遍的存在であるように、「長嶋茂雄っぽい感じ」も、プラトン的世界の住人として、時を超えた普遍的存在なのである。「長嶋茂雄っぽい感じ」という時を超えた存在は、脳の神経細胞の関係性として現実化される機会をずっと待っていたのである。長嶋茂雄が野球をやらなかったら、巨人に入らなかったら、あるいは、長嶋の人生の岐路で何か別のことが起こっていたら、「長嶋茂雄っぽい感じ」は、宇宙の歴史の中で、永遠に現実化されなかったかもしれない。実際、プラトン的世界の中には、宇宙の歴史の中でまだどこでも現実化していないクオリアが、無限に潜んでいるに違いない。

「長嶋茂雄っぽい感じ」のクオリア自体のユニークさは、「長嶋茂雄っぽい感じ」が、俗っぽいとか、高尚ではないとか、そのようなカテゴリー化を外して、そのクオリア自体の性質に注意を向けた時にはじめて立ち現れてくる。そして、そのような思考回路を通ると、「長嶋茂雄っぽい感じ」という一見俗っぽく思われるクオリアが、突然、宇宙の永遠の真理と結びついてしまうのである。

目の前にいる、具体的、個別的存在としての長嶋茂雄を取り囲む、一見猥雑《わいざつ》な文脈に油断してはならない。私たちの意識の中に立ち現れる長嶋茂雄は、ミロのヴィーナスや、ピンの上に並ぶ天使たちとまったく同じ権利を持って、プラトン的であり、形而上学的な存在なのである。

テレビ・ゲームをやっている時に私たちが体験するクオリアのユニークさも、また、テレビ・ゲームがサブカルチャーであるとか、子供のやることであるというようなカテゴリー化を外した時に、初めてその真の姿を現しはじめる。

私たちは、メインカルチャーだとか、サブカルチャーだとか、社会化されたカテゴリーを安易に受け入れることで、随分多くのクオリアを巡るニュアンスを見逃してしまっている。高尚だとか、低俗だとか、そのようなカテゴリー分けを突き抜けて、体験の質的性質を曇りのない眼で見つめる時、初めて私たちの心(ミクロコスモス)の中に投影された宇宙(マクロコスモス)が真実の姿を見せ始めるのである。

ゲームというクオリア体験

私は、「スーパーマリオブラザーズ」のようなアクション・ゲームを、何の事前知識もなしに始めるのが好きである。

時々、もともとの効果音を消して、たとえばワグナーの『ニーベルングの指環《ゆびわ》』のような、本来ミスマッチであると思われる音楽をかけることがある。「ジークフリートの葬送行進曲」のような音楽をバックに、マリオが未知の風景の中を敵キャラと戦いながら進んでいくのを見ていると、他のことをしているのでは感じないような、不思議な感慨がわき起こってくる。すなわち、ゲームの中のマリオのように、私たち人間も、自分の投げ込まれたこの世界を支配している法則が一体なんなのか、判《わか》らないままに生き始めるのではないかということである。生きているうちに徐々にこの世界の仕組みを理解していくけれども、それでも、完全には理解しないまま、その時その時を生きている。決して知り得ない現実自体に囲まれ、現実自体に支えられて生きている。そのような自分が、まるで、画面の中のマリオのようであると感じるのである。

ここで私が言いたいのは、テレビ・ゲームの中のキャラクターであるマリオが生きている、意識を持っている、というようなことではない。人工生命の研究のブームを創《つく》りだしたラングトンは、ある時部屋の中で何かがいる気配を感じて後ろを振り返り、そこに「ライフゲーム」と呼ばれる、コンピュータスクリーン上の変化するパターンを作り出すプログラムが走っているのを発見したという。ラングトンは、このことがきっかけとなって、人工的に生命を作り出すことが可能だと確信したと伝えられている。

ラングトンがその時見たのは、外界に現実として存在している生命ではなく、ライフゲームのパターンに接することで自らの意識の中に生み出された生命なるものの表象であろう。

今日に至るまで、コンピュータ上に生命と呼べるようなもの、ましてや意識を持つと言えるようなシステムを作り出すことには、誰も成功していない。そもそものようなことが原理的に可能であるかどうかも、明らかではない。しかし、そのことはここでは問題にはならない。

問題になるのは、ラングトンがスクリーン上の変化するパターンを見て、そこに新しい生命が存在しているという新しい感覚＝クオリアを持ったように、ゲームというメディアが地上に現れることによって、私たちが一体どのような新しいクオリアの空間を探索し始めているのか、ということなのである。興味深いのは、ライフゲームというプログラム自体ではなくて、それに触発されて、生命観を揺るがすクオリア体験を生成したラングトンの脳そのものなのだ。

私たちの脳は、テレビ・ゲームというメディアに触発されて、今までに体験したことのないクオリアの世界を探索し始めている。ワグナーの曲をかけながら、「スーパーマリオブラザーズ」をやる時、私の意識の中では、それまでに経験したことのないクオリアが感じられている。そのクオリアは、「長嶋茂雄っぽい感じ」と同じように、プラトン的世界の中で、私の脳の中で現実化する瞬間を宇宙開闢以来待っていたのである。私たちと「スーパーマリオブラザーズ」との出会いは、宇宙の中での遊星と遊星の奇跡的な遭遇に匹敵する出来事である。

だからこそ、私たちは、あの頃、テレビ・ゲームの登場を、一つのフェノメノンだと感じたのだ。

クオリアは、受け身の体験だけに伴って生まれるのではない。私たちは、意識の中で、自分の身体を一つのイメージ（ボディ・イメージ）として知覚している。ボディ・イメージのクオリアは、受動的な感覚と、能動的な運動が有機的に統合されて初めて生まれる。ボディ・イメージは、本来無意識の領域に属する身体と私たちの意識の相互作用の形式なのである。

一九九六年にポップ・バンドPSY・S（サイズ）を解散した松浦雅也が作った「パラッパラッパー」「ウンジャマ・ラミー」等のゲームは、いわゆる「音ゲー」（音楽ゲーム）というジャンルを創始したと言っても良い作品群である。「ウンジャマ・ラミー」では、タマネギのような頭をした先生（タマネギ先生）や、サディスティックなパイロット（フッセンペッパー機長）など、様々な先生のお手本に従って、コントローラーのキーを押す。リズムに乗って正しく押せればクリアできるが、間違ったキータッチを続けていると、やがて先生が不機嫌になって、ゲームオーバーになってしまう。

ステージが進んでいくと、先生のお手本の通りにはとても押すことができないように思える瞬間がやってくる。要求されている速さでキーを正しい順番で押すということが、そもそも意識的には把握できないプロセスであるように思われてくる。その意識できないプロセスを、意識が何とかコントロールしようとする。これは、人間にとって普遍的で切実な状況である。恋愛において、揺れ動く自分の気持ちをコントロールしようとする時、あるいは、歯医者の椅子《いす》に座ってパニックになりそうな自分の気持ちをコントロールしようとする時、それぞれの時に、私たちの意識は、無意識を懸命にコントロールしようとする。そのような過程で、独特のボディ・イメージが生じる。

「ウンジャマ・ラミー」をやる時、私の意識は、指の運動の無意識のプロセスを何とかコントロールしようとしつつ、上滑りしていく。その上滑りの中で、かろうじてひっかかりが生じ、指が動く。摩擦のある上滑りを繰り返すうちに、何かのきっかけで、ついにお手本通りのパッセージが弾ける瞬間が訪れる。その瞬間のバクハツするような歓《よろこ》びは、今までにないクオリア体験になる。それは、私というボディ・イメージの新たな切断面である。

見る、聞く、味わう、嗅《か》ぐといった受動的な体験で生じるクオリアだけでなく、感覚と運動の能動的プロセスの中に生じる一連のクオリアがあるという事実の中に、新しいクオリア体験のインターフェイスとしてのゲーム機の存在意義がある。ビデオ画像を見るだけではなく、インタラクティヴな体験を通してしか到達し得ないクオリアが、プラトン的世界の中にまだまだ潜んでいる。ゲームをしている時、私たちの物理的身体は移動しない。しかし、主観的経験の中で、私たちは無限に広がったクオリアの空間の中を、光の速度に比肩《ひけん》すべきスピードで移動し続けている。

ある事象を、それが位置付けられている社会的な文脈（「サブカルチャー」や「子供向き」といった評価）から離れて、その事象が私たちの心の中に生み出すクオリアに即して把握する「クオリア原理主義」の立場に立った時、初めて見えてくる世界があるのである。

現実と仮想のコンテクストを行き来すること

ゲームというヴァーチャルな（仮想の）リアリティに没入することで、現実感が失われてしまう、リアリティの感覚が変質してしまうと問題にする人が時折いる。私にはあまりオモシロイ議論にも、考え抜いた議論にも思えない。

そもそも、私たちの心の中に浮かぶ表象のリアリティと、いわゆる「現実」というものは、原理的には関係がない。それは、私たちが現実自体を決して知り得ないということ一点を考えても、すぐに明らかなことのはずである。

保坂和志は、その著書『世界を肯定する哲学』の中で、私たちが見上げる星空と、科学が明らかにしてきた抽象的な存在としての「宇宙」はイコールではないという重要な指摘をしている。星空を構成する、暗闇《くらやみ》の中にキラキラとまたたく光の点のクオリアは、私たちの脳の神経細胞が作り出した仮想であり、それが、宇宙という現実の存在（「星空自体」）に着地するというのは、進化の過程に条件付けられた偶然に過ぎない。原理的には、現実の存在としての宇宙とは無関係に、純粋なる仮想として、私たちの脳が星空のクオリアを生み出していた可能性もあるのである。

確かに、私たちの周りには、私たちの身体に強制的な作用をするたった一つの現実というものが存在する。しかし、そのような現実と、私たちの主観的な体験のリアリティは直接の関係を持たない。星空のリアリティは、宇宙の真空の広がりという現実に接地しなければならない必然性はない。

テレビ・ゲームをやること自体に、固有のリアリティがあるのは、当たり前のことである。そして、そのリアリティが、現実に接地しなければならないという理由はどこにもない。むしろ、現実に接地するという条件から、私たちが仮想するクオリアの世界を解放することにこそ、テレビ・ゲームというメディアの新しさがある。テレビ・ゲームという仮想もまた、現実から浮遊することによって、私たちの魂の自由に寄与するのである。

「ゼルダの伝説　時のオカリナ」は、ロールプレイングゲーム（RPG）の名作である。この中に、主人公のリンクが冒険のために故郷の村を出て行くところを、幼なじみの緑色の髪の少女が見送る場面がある。この後、ゲームの展開の中で、リンクと緑色の髪の少女は二度と会うことがない。

このようなシーンの中における一回性の体験は、現実の生活には接地していないが、リアルなものである。ゲームにおける一回性の体験は、プログラマーによって仕組まれたもので、現実の世界の生身の少女との「一回性の体験」とは比べものにならない、という人がいるかもしれない。しかし、現実の生活というものと、ゲームのような仮想の空間におけるリアリティの関係については、もう少し考えるべきことがある。

そんなことを今私が考えている一つのきっかけは、イランの映画監督、キアロスタミの作品を見たことだったかもしれない。

最初に見たのは、「桜桃の味」であった。自殺志願の男が、自分が死んだ後に死体を穴に埋めてくれる人を捜して、車を走らせる。自分は穴に横たわっているから、朝になったら穴の所に来て声をかけてくれ、もし返事をすればよし、返事をしなかったら、土をかけて埋めてくれという依頼である。莫大《ばくだい》なお礼をすると言っても、皆気味悪がり、あるいは宗教に反することだと言って引き受けない。

最後に、博物館に勤める初老の学芸員が引き受けてくれる。学芸員は、昔自分も桑の木に首をかけて死のうとしたことがあると打ち明ける。桑の実を一つ口にし、その味に感激し、一つ食べ、また一つ食べしているうちにいつの間にか朝になり、その時にはもはや自殺をしようという気は失《う》せてしまっていた……心のこもった説得に自殺志願の男は心を動かされるが、それでも決行の意志を変えない。

映画の最後に、自殺志願の男は、丘の中腹に生えた一本の木の下に掘った穴に横たわる。男の視点で、月と、その前を移動していく雲の影が映し出される。やがて雷が鳴り始め、全《すべ》てが暗くなる。暗闇の中、しばらく雷鳴の音が聞こえているが、やがて全てが死のように静かになる。

場面が変わると、朝になっている。兵士たちが木の植えられた丘を隊列を組んで走っている。ここで、観客は、普通の映画の文法に従って、ああ、男は死んでしまったのだなと考える。ところが、カメラが回って行くと、死んだはずの男が丘の上で談笑している。タバコをふかしている。どうもおかしいな、と思うと、カメラマンがいる。監督がいる。それまで、「自殺志願の男」という劇中の役柄を演じていた男が、突然、生身の「俳優」に戻っているのである。

一見、いかにもあざといやりかたである。民放のバラエティ番組で流行《はや》ったような、舞台裏を見せるありきたりの手法にも思える。ところが、キアロスタミは、この手法を繰り返し使う。「オリーブの林をぬけて」もそうであるし、「そして人生はつづく」もそうである。最初はとまどうが、やがて、ここに、私たちが映画という仮想を体験する時の、根本的な問題が提示されているということに気づく。

それは、私たちという生身の人間が、仮想の世界に入り、やがて現実の世界に戻っていく、その行き来にこそ、もっとも興奮すべき可能性が秘められているのだということである。そのような視点から見ると、俳優の生身の生活と劇中の役柄が交錯するキアロスタミの文法は、最初から、それしか答がなかったのだ、と思われるくらい自然なことのように思えて来る。キアロスタミの映画を見て、そこに提示されている仮想と現実の交錯のダイナミズムを体験した後では、それまでの、完璧《かんぺき》な仮想の空間を作り出す映画の文法が、古くさく見えてしまうほどである。

テレビ・ゲームというのは仮想に過ぎない、というのは当たり前のことである。しかし、現実をこそ良く見ろ、というゲームに対する批判は、人間というものが、必然的に仮想と現実の間を行ったり来たりする存在であるという本質を忘れてしまっている。テレビ・ゲームをする時、私たちは、心地よい人工空間の親しさに守られつつ、仮想の世界の新奇性に新生児のように心を躍らせている。そして、ひょっとしたらそうしなければこの宇宙の中に現実化しなかったかもしれないプラトン的世界のクオリアたちと出会う。クオリア原理主義者として仮想の世界を旅することができる。

もちろん、私たちは、テレビ・ゲームの仮想の中に永久に住まうわけではない。キアロスタミの映画の中の俳優が、生死のドラマを演じつつ、やがて撮影スタッフと談笑しながらタバコをふかす現実に戻って行くように、私たちは、徐々に、ゲームやインターネットやDVDの中に広がる仮想の空間と、自分たちの現実の生活の間を行き来するすべを学びつつある。現実と接触することで生じる摩擦感、引っかかり感を味わうことを知っている。それは、言語というものを獲得して以来の人類固有のやり方でもある。

テレビ・ゲームは、そのインタラクティヴ性において、仮想と現実の相互作用に新局面を開いた。その先に何があるのかは、とりあえずその交錯のダイナミズムの中に身を投じてみなければ判らないのである。

夢と現実

子供の頃から繰り返し見る夢がある。

私は、大地に立ち、上に広がる星空を見上げている。

その星空は、現実の星空ではない。現実の星空よりも、はるかに多くの星たちが輝いている。しかも、その一つ一つが大きい。黒々としたコーヒーに白いミルクをこぼしたように、美しいコントラストの流れと渦が生じている場所もある。不思議なことに、巨大な歯車がいくつか集まって、ぐるぐると回っているところもある。現実の天の川よりも遥《はる》かに白い、目に染《し》み入るような銀河が、まるで生きているかのように流れている場所もある。

そのような光景の中を、巨大な汽車が走っていく。汽車は透明なようで、不透明なようで、歯車の間を、白い渦の間を、銀河の横を走っていく。その全てが、私の心の中にものすごいリアリティで迫ってきて、私はその夢を見ると、いつも「うわーっ」と叫びたくなる。

私の夢は、もちろん現実ではない。現実ではないが、リアリティはある。全ては、私の脳の神経細胞が作りだした仮想であるが、その仮想の中に、私は、現実の星空よりもむしろ私の魂に近いかもしれない何かを感じる。

夢を見ることは、現実の経験ではないが、私たちの記憶の中には、現実の経験と同じように確かに刻印される。もちろん、全ての夢が記憶に残るわけではない。夢を見て、目が覚めた時にはそれを思い出せないこともあるだろう。夢は、もしかしたら様々につくり出された仮想の中から、印象に残るもの、意味のあるものを選び出して記憶するための制度でもあるのかもしれない。

夢は、脳が昼間に体験した記憶を整理している時に生み出されるというのが一つの有力な説である。もしそうだとしたら、夢の中で私たちが出会う風景は、なぜ現実のそれとは似ても似つかないのだろう。夢の中の風景は、きっと、私たちが目にする現実の光景よりも、私たちの意識に近しいもの、ゲーテの言葉を借りれば、「詩的真実」に近いものなのだろう。

夢をコントロールすることは通常はできない。しかし、「明晰夢《めいせきむ》」と呼ばれる特別な状態では、夢の内容をある程度コントロールできるようになる。あちらの方へ行ってみようと思えば、そちらの方に行くことができるようになる。私自身は、そのような夢の状態になることはあまりない。例えば、怖い夢を見ていて、途中で夢だと気づき、これは夢なのだからもうそろそろ覚めてしまおうと思い、実際に目が覚める、というのも「夢を見るのをやめる」ということを自分でコントロールしているという意味では明晰夢の一種と言えるかもしれない。そのようなことならば、時々ある。

テレビ・ゲームをすることは、おそらく、明晰夢を見ることに似ている。テレビ・ゲームの理想型は、明晰夢を見ることにどんどん近づいていくのだろう。

テレビ・ゲームはサブカルチャーである、子供の遊びであるというような、私たちを油断させる様々な認知の罠《わな》から逃れて、意識の中に立ち現れる表象として、クオリア原理主義の立場からそれを見る時、そこに立ち現れるのは私たちが現実と言い、仮想と言っている意識の中の脳内現象の二つの相の関係についての、なにやら不可思議なものの感触である。

　星空に浮かぶ歯車の間を走る汽車の夢を、私は自分の思うままに見ることはできない。もしそのような夢を自由に見ることができるならば見てみたいと思うし、そのような体験を与えてくれるテレビ・ゲームがあるのならば、やってみたいと思う。

テレビ・ゲームという仮想と、私が繰り返し見るこの世のものとは思えない美しく息づいた仮想の距離は、私たちが思うよりもきっと近い。

第六章　他者という仮想

他者との出会い

私たちは、意識を持ったものとして、この世に生を受けている。私たちは、一人で夢見ているだけの存在ではない。この世界で他者と行き交い、他者の意識の気配を感じることによって、そこに他のなにものよりも強度の強いリアリティを感じる。

太古の原始的な生物から現世人類に至る長い進化の過程のどこで、意識が獲得されたのかはわからない。少なくとも、人間が言葉を獲得し、文明を築きはじめてからは、おそらく、「今、ここ」にいるこの私と同じような意識の流れの中に人々は生きていたのだろうとは思う。しかし、そのようなものとしてあったであろう過去は、今となってはもはやはるか彼方《かなた》の仮想である。

清少納言《せいしょうなごん》の『枕草子《まくらのそうし》』の中に、次のようなくだりがある。

職《しき》におはします頃、八月十よ日の月あかき夜、右近の内侍《ないし》に琵琶《びは》ひかせて、端《はし》ちかくおはします。これかれものいひ、わらひなどするに、廂《ひさし》の柱によりかかりて、物もいはでさぶらへば、「など、かう音《おと》もせぬ。ものいへ。さうざうしきに」と仰《おほ》せらるれば、「ただ秋の月の心を見侍《はべ》るなり」と申せば、「さもいひつべし」と仰せらる。（清少納言『枕草子』第百段）

清少納言が、琵琶の音を聞きながら、一人柱に寄りかかって黙っている。それを中宮が見て、

「どうして何も言わないの？　さびしいじゃない」

と言う。それに対して、清少納言が、

「ただ、秋の月を見ていたのです」

と答える。

この段では、秋の月を一人眺める清少納言の息づかいがまるでその場にいるかのように感じられる。そのような清少納言の心を推しはかる中宮も、まるで自分の目の前にいるかのように感じられる。

『枕草子』が成立したのは、西暦一〇〇〇年頃と推定されている。むろん、ウィリアム・ジェームズが「意識の流れ」などと言い出す遥《はる》か以前の話である。それだけの時を隔てても、先の文を読む時に、清少納言という人の意識、その意識の中の時間の流れが手に取るように感じられる。これは一つの奇跡である。清少納言は、千年後に私たちが彼女の文章をこのような形で読もうとは、想像もしていなかったろう。

時間や空間のへだてがない場合でも、他人の心が判《わか》るということはもともと奇跡的なことである。他者の心が判った、と感じる場面は日常の中でたびたびある。意識していない場合でも、心が通じ合ったと思う場面はある。その多くの場合に、言葉が関与している。だからこそ、言葉はコミュニケーションの道具であると言われる。しかし、私たちが他者とコミュニケーションをとることができたと思いこんだ時には、本当は何が起きているのだろうか？　少し考えてみると、そこには底知れない深淵《しんえん》が口を開けている。

友人と酒を呑《の》む。いつもはニコニコして人のいいやつが、珍しく当たる。小さなことで腹を立てて絡《から》んでくる。当惑しつつも、なんとか友人をタクシーに押し込み、後味悪く別れる。どうしたのだろうと思っていると、翌日、友人からメールが来る。実は、先週末に、五年間つき合っていた彼女と別れたのだという。新しい恋人が出来たらしい。その相手は、釣りをした時にたまたま居合わせた男である。その男とは二度しか一緒に釣りをしたことがないのに、そのうちの一度にたまたま自分の彼女を連れていった。その後、居酒屋でビールを飲んだ。それが今考えるとまずかった、オレが人のいいのも程々にしなくては、と真情を吐露している。

あなたは、早速返事を書く。そうだったのか、それで判った、それならばあんなにイライラしても仕方がない、元気を出せ、女なら幾らでもいる、それに、戻って来ないというわけでもないだろう。書き終えて、送信ボタンを押す。あなたは、あいつの気持ちが判って良かったと安堵《あんど》する。今度、あいつと飲み直そうと考える。

私たちは、日常生活の中で、しばしば似たような場面に遭遇する。言葉だけが媒介するのではない。表情、身振り、仕草などの非言語的コミュニケーションを通しても、他者と心が通じ合ったと感じる。心が通じ合ったことに喜びを感じる。

しかし、「心が通じ合う」とは、一体何を意味しているのか？　他者の体験の全《すべ》てをつかむことができたという意味ではもちろんない。前の例で言えば、友人の心の中には確かにあるであろう、恋人とのなれ初《そ》め、つき合い、そして破局という主観的経験の全てを、自らのものとして再体験できるわけではもちろんない。

自分の感じている赤と、他人の感じている赤が、果たして同じ赤なのかというもっとも簡単に思えることですらわからない。ましてや、他人の複雑で豊かな恋愛の体験の全てを、自分のものとして体験することができるはずはない。

それにも拘《かか》わらず、他者の主観的体験を再体験しているわけでは決してないのに、その「他者の心」がわかったように思えることは、確かにある。

他者の心がわかるということは、一体どのような意味なのだろうか？

他者の心の状態を推しはかることができる能力を、認知科学や脳科学の研究者は、「心の理論」と呼ぶ。

一九八五年、イギリスの心理学者バロン＝コーエンは、「自閉症の子供は〝心の理論〟を持っているのだろうか？」という論文を発表した。自閉症とは、他者とのコミュニケーションをとる能力など、一連の認知能力が十分に発達しない障害である。自閉症の一部の人たちには、一度見たものを忘れずに記憶したり、絵や楽器を驚異的にうまく弾きこなしたりといった、「サヴァン能力」と呼ばれる特別な能力が見られる。映画「レインマン」で有名になった。

それでは、自閉症の原因は何か？　バロン＝コーエンの論文が出るまで、自閉症は深い謎《なぞ》に包まれていた。何が一体、自閉症という名で呼ばれる症状を引き起こしているのか、判らなかった。その根本的な原因が判らなかったため、「冷蔵庫のような母親」、すなわち、冷たく当たる母親の子供が自閉症になるのだと、根拠のない偏見が流布《るふ》したこともあった。

この論文の中で、バロン＝コーエンは、自閉症の本質は他者の心を理解する脳の機能モジュールの欠損にあるのではないか、つまり、自閉症の子供には、心の理論の能力がないのではないかと、具体的な仮説を提出した。それが、自閉症の原因の解明を進める上での一つのマイルストーンとなった。

自閉症の子供が、他者の心の状態を推定するのに多大な困難を感じるのは事実のようである。例えば、子供の頃自閉症と診断されたある人は、成人後、「他人の顔はまるでマネキンのようで、何を考えているのか悟るのがとても難しかった」と回想する。様々な証拠から、自閉症を理解する一つの鍵《かぎ》が、「心の理論」であることはどうやら確からしいと多くの人が考えている。それでは自閉症において「心の理論」のモジュールはなぜ欠損するのか？　その原因については、幾つかの説があり、現在でも精力的な研究が行われている。

断絶の向こう側の他者の心

ところで、このような議論をする際に留意すべきことは、私たち「健常人」も、完全に他者の心を理解する能力など持っていないという事実である。自閉症の人たちには他人の心が理解できないが、私たちはできる。そのような、いわば自分を安全圏に置く議論は、かえって、人間の認知が置かれている状況の本質を隠蔽《いんぺい》してしまう。

認知科学で言う「心の理論」のモジュールがたとえ機能していたとしても、他者の心は依然として絶対不可視な存在である。物理的に独立した二つの脳の神経活動として成立している二つの心が、直接的に交流することは原理的に不可能なのである。

他者との言葉のやりとりの現場では、コミュニケーション（つながること）とディスコミュニケーション（つながりを断つこと）が交錯している。友人からのメールで、コミュニケーションが成立したと思った瞬間に、同時にディスコミュニケーションが生じている。「これであいつの心が判った」と思うことは、それ以上詮索《せんさく》することをうち切ることである。その先に進めば見えて来たかもしれない友人の心の闇《やみ》は、「あいつの心が判った」と思った瞬間に、不可視の領域に追いやられる。私たちが、他者の心を知ることは原理的にあり得ない。私たちは、ただ、他者の心が判ったことにするだけである。そこに立ち現れる他者の心は、一つの仮想である。場合によっては、相手の実際の心とは似ても似つかないかもしれない仮想である。理解と誤解の間には、無限といっていいほどの階調がある。肝心なのは、理解ということを、世の中に確かに存在するはずの「他者の心」の把握という意味にとらえるならば、完全な理解など、決して存在しないということを認識することである。

すぐれた芸術作品も、また、他人の心がはかり難いということをリアルに示す。

小津安二郎の「東京物語」は、尾道《おのみち》に住む老夫婦が東京の子供たちを訪ねる映画である。長男は自宅でこぢんまりとした診療所をやっており、せっかく予定していた休日の東京見物も、急患が来ればキャンセルしなければならない。美容室をやっている長女は親切心がないわけではないが、生活に追われていて心の余裕がない。そんな子供たちに時には冷たい仕打ちを受けても、笠智衆《りゅうちしゅう》演じる老父はただニコニコ笑うだけである。その表情を見るとき、観客は、ああ、この人は、滅多なことでは怒らない、子供が自分の理想の通りにふるまってくれなくても、それをただ笑って受容する「いい人」なのだと思う。笠智衆は、そのような「諦念《ていねん》の人」を見事に演じる。

ところが、映画の後半、観客の中の老父のイメージが一変するシーンがある。以前懇意にしていた服部《はっとり》さんという人を下町に訪ねる。やはり東京に出てきている元尾道の警察署長の沼田さんも加わり酒を飲む。沼田さんが酔っぱらって息子の愚痴をこぼし始める。老父（周吉）が、沼田さんを慰めているうちに、自分の息子についてもつい本音の感想をポロリとこぼす。

周吉「しかしなァ沼田さん、わしもこんど出て来るまでァ、もちいっとせがれがどうにかなっとると思うとりました。ところがあんた、場末の小《こ》まい町医者でさ。あんたの言うことはようくわかる。あんたの言うようにわしも不満じゃ。じゃがのう沼田さん。こりゃ世の中の親っちうもんの欲じゃ。欲張ったら切りがない。こら諦《あきら》めにゃアならん、とそうわしァおもうたんじゃ」

沼田「おもうたか」

周吉「おもうた」

沼田「そうか。あんたもなァ……」

周吉「あれもあんな奴《やっ》じゃなかったんじゃが……仕様がないわい」

映画を見るものは、この場面でドキッとする。いつも柔和な笑顔を浮かべ、諦念を絵に描いたような人物だと思っていた老父が、自分の息子を「小まい町医者」と皮肉るような攻撃性を内に秘めていようとは夢にも思わない。その思わないところに、このシーンが飛び出して驚く。老父の、全てを許容するかのような柔らかい表情の中に、突然現れた冷たい刃の煌《きら》めきが目覚ましい効果を上げる。そして、この鋭利な刃は、実は柔和な老父の表情の背後に最初からあったのだと悟る。人の心は複雑であり、他者の心を完全に理解することなどあり得ないのだという、当たり前の真理が確認される。

もっとも、老父がその刃を見せるのは一瞬で、その後は映画の最後まで、再び微笑《ほほえ》む諦念の人となる。しかし、見る者の心の中に一瞬流れた冷たい水は、表面の温かい水の下を流れる底流となって、そのコントラストが映画のリアリティを支える。

やがて尾道に帰った老母が突然の病に倒れ、子供たちが見舞いに来る。末っ子の敬三が到着する前に、母はもはや帰らぬ人になる。葬儀が終わると、子供たちは生活が忙しいと口々に言ってそそくさと帰る。ただ一人、原節子が演じる義理の娘、紀子だけが残る。紀子の夫の昌二は戦死してもう八年になる。その薄い縁で結ばれた紀子が、わざわざ残ってくれて助かった。老父が礼を言うと、紀子が、初めて真情を見せる。

紀子「いいえ。わたくし、そんなおっしゃるほどのいい人間じゃありません。お父さまにまでそんな風に思っていただいてたら、わたくしのほうこそかえって心苦しくって……」

周吉「いやァ、そんなこたァない」

紀子「いいえ、そうなんです。わたくしずるいんです。お父さまやお母さまが思ってらっしゃるほど、そういつもいつも昌二さんのことばかり考えてるわけじゃありません」

周吉「ええんじゃよ、忘れてくれて」

紀子「でも、このごろ、思い出さない日さえあるんです。忘れてる日が多いんです。わたくし、いつまでもこのままじゃいられないような気もするんです。このまま こうして一人でいたら、いったいどうなるんだろうなんて夜中にふと考えたりすることがあるんです。一日一日が何事もなく過ぎてゆくのがとっても寂しいんです。どこか心の隅で、何かを待っているんです。ずるいんです」

周吉「いやァ、ずるうはない」

紀子「いいえ、ずるいんです。そういうこと、お母さまには申し上げられなかった

　　んです」

周吉「ええんじゃよ、それで。やっぱりあんたはええ人じゃよ、正直で」

紀子「とんでもない」

　ここでも、観客は不意打ちにされる。原節子演ずる紀子は、アルカイック・スマイルに包まれた親切の権化《ごんげ》のような存在である。老夫婦を東京見物に連れていってくれないかと言われれば、自分もまた忙しいのに二つ返事で承諾する。決して押しつけがましくもなく、ナルシスティックでもない。その紀子が、最後の最後になって、満たされない心の渇望《かつぼう》を告白する。もちろん、私たちは、そのような紀子の心の深層の存在を予感はしている。しかし、その深層が実際に表層に浮かび上がってくるとは予期していない。その、予期しないことが起こる。紀子の告白は、それまでの配慮や遠慮に満ちた会話空間を、一気に変質させる。映画の中で、初めて、人の心と心が深いレベルで触れ合ったのである。周吉と紀子の二人に、至福の時が訪れる。

　周吉は、「妙なもんじゃ。自分が育てた子供より、いわば他人のあんたのほうが、よっぽどわしらにようしてくれた」と慨嘆する。この瞬間が、「東京物語」のドラマ的頂点である。むろん、周吉と紀子は、本当に分かり合えたわけではない。分かり合えたという幻想を共有しただけである。その幻想で、人は幸福になれる。

私たちは、一度も、自分の見ている赤が、他人の見ている赤と同じであると確認したことはない。一度も、自分の意識の中での言葉の意味の理解が、他人の意識の中での言葉の意味の理解と同じであるとはっきりと確認したことはない。こうして私が書いている文章が、私の意図した意味で他者にも読まれるということを保証するすべはない。それでも、人と人とはかろうじてコミュニケーションすることができる。断絶の向こうにある他者の心と、行き交うことができるような気がする。

考えて見れば、これは、実に奇跡的なことではないだろうか。そのような奇跡を支えるのは、私たちの意識の中の「他者の心」という仮想の成り立ちなのである。

志向性と空間

断絶の向こう側にあるのは、他者の心だけではない。そもそも、私たちの主観的体験は、全て脳の中の神経細胞が作り出す脳内現象である。脳内現象である以上、「私」という意識と、広大な世界は本来的に断絶している。脳という神経細胞のかたまりから身体中に張りめぐらされた神経細胞のネットワークが終わるところから、断絶は始まる。「私」の主観的体験という視点から見れば、神経系が終わる所で「私」も終わる。だからこそ、私たちは「現実自体」を知り得ない。私たちの脳は、この絶対的な断絶を与えられた条件として進化して来たのである。

ミミズが土の上をのたくっているところを見下ろしているとしよう。私たちには、ミミズの身体がはじき飛ばす土の粒や、ミミズから三センチメートル前にある小さな草や、五センチメートル横にある石ころが見えている。しかし、ミミズには、これらのものは見えない。その皮膚の感覚を通して感じる、ミリ単位の被覆的な領域が、ミミズにとっての全世界である。

私たちもまた、本質的な点においてミミズと変わらない。脳内現象として生じる視覚に助けられて、私たちはあたかも広大な空間を直接知覚しているように感じている。あたかも、「神の視点」を獲得しているかのように感じている。しかし、実際には、私たちも、感じるもの全てが感覚器（それらはミミズと全く同じように、皮膚や鼓膜や網膜といった、私たちの身体の被覆的な領域に分布している）からの入力に基づいて起こる、脳の神経活動に伴う脳内現象として、この世界に存在していることに変わりはない。

星野道夫は、草むらに伏して首をもたげた母グマと、その背に乗った赤ちゃんグマを、至近距離からアップでとらえた写真に、次のような言葉を添えている。

おれも　このまま　草原をかけ
おまえの　からだに　ふれてみたい
けれども　おれと　おまえは　はなれている
はるかな星のように　遠く　はなれている

広大な宇宙における空間的断絶はわかりやすい。太陽系に一番近い恒星アルファ・ケンタウリCまでの四・三光年の距離には、実際的な意味での断絶がある。ましてや、百五十億光年先のクェーサーとの間には、絶対と言ってもいいほどの断絶がある。

しかし、星野の詩が美しい言葉で語っているように、断絶は、実はもっと近くに横たわっている。目の前の机も、コップも、自らが手に取る万年筆も、全《すべ》ては「私」から絶対的に断絶している。私たちは、これらの「もの」を、神経細胞の活動の時空間パターンが作り出す表象を通して把握している。把握してはいるが、カントの表現で言えば、これらの「もの自体」には決して到達し得ない。「もの自体」の消息に、私たちは自らの脳内現象を通して間接的に触れることができるだけである。触れるものが全て黄金になったミダス王のように、私たちは周囲の「もの自体」を全て自らが感じる表象へと変えてしまうことによって、かろうじて世界を把握しているのだ。

他者の心との断絶は、「もの自体」との断絶の上に二重に立ち現れる。まず、「もの自体」としての他者の脳との間に断絶がある。その断絶した他者の脳の中の神経細胞の活動に、他者の心が宿る。私たちは、その他者の心の存在を、自分の心との類推において推しはかる。自分の見ている赤と、他者が見ている赤が本当に同じなのかどうか、確かめる術《すべ》はない。私の見ている赤が実は彼の見ている青であり、私の見ている青は彼の見ている赤であるとしても、客観的なふるまいは変わらない。このような「逆転する質感」の可能性が真剣に議論されるほど、人の心と人の心の間の断絶は絶対的である。

もの自体との断絶。他者の心との断絶。私たちは、このような絶対的な断絶にとり囲まれた脳内現象として、この世界の中の生を生きている。この断絶の絶望的な状況に普段気がつかない振りをしていられるのは、私たちの脳が進化の過程でそのような断絶を乗りこえるテクノロジーを発展させて来たからである。

実際、全てが脳内現象に過ぎないにも拘《かか》わらず、私たちは確かに身体の外にあるものを感じることができる。感じることができると信じている。自分の目の前に机があり、その上にコップがあり、その向こうに壁がある。客観的、物理的な立場をとれば、入れ物としての空間が先にあって、その中に私たちの身体が入っているという考え方になる。一方、脳内現象としての主観的体験の中では、空間という表象は能動的に作り出されなければならない。机があり、コップがあり、壁があるという空間的な秩序もまた、それが私の意識の中で把握される限り、能動的に作り出されなければならないのである。

脳内現象としての空間が構成される際に本質的な役割を果たすのが志向性である。私たちは、あたかも「神の視点」を獲得しているかのように空間を知覚するが、その空間は、必ず「私」という中心のまわりに広がっている。抽象化された空間の概念には、本来特権的な中心点は存在しない。もし、神の視点が本当にあれば、それはどこか特定のところに中心点があるのではなく、空間の至るところ、同時並列的にすべてを把握するのであろう。しかし、人間の意識は、「私」に中心化された形でしか、空間を経験できないのである。

主観的体験としての空間の各点は、「私」からその点に向けられたまなざしを通して体験される。「私」という中心点から、私の心がそこに向けられること、すなわち志向性を通して私たちは空間を表象すると同時に構成するのである。頭《ず》蓋骨《がいこつ》の中の神経細胞の活動によって生み出された脳内現象の中に作り込まれた「空間」が、一見脳を含む身体の「外」に出ることができるのも、中心化された「私」から仮想上の外界に向けられた志向性の働きによる。私たち人間にとって、空間とは、アプリオリ、客観的に存在するものではなく、自己の意識の中心から放たれる志向性の束によって形づくられる仮想なのである。

「私」の意識を柔らかく包み込む身体というメディアもまた、感覚と運動の融合される領域に立ち上がる志向性を通して、物理的な「身体自体」とは別の仮想として立ち上げられる。

ニュートン力学の支配する物理的空間も、決して知り得ない他者の心も、その全ては、意識の中の志向性によって生み出される空間の中に含まれている。意識は、宇宙のすべてをその中に含む空間という仮想をつくり出し、その中に自らを置くことにより、この世界と切り結ぶための枠組みを作ったのである。

他者というものの恐ろしさ

他者の心という仮想には、決してそれ自体には完全に到達しえない、未知の暗闇《くらやみ》が含まれている。他者の心は、時にはこの上なく恐ろしいものとして私たちの前に立ち現れる。

乳幼児の発達において、母親にも、自分とは独立した心があるのだと感じるのは、温かい母親の愛情に包まれて、ほほえみかけられ、やさしく抱きしめられている時よりも、例えば、お腹が空《す》いて泣いた時に、いつもはすぐにもらえるミルクが何故《なぜ》かもらえなかった時なのかもしれない。泣けばいつもミルクがもらえるという状況が続く限り、母親は、自分の意志にいつも従う道具、自分の延長にあるものに過ぎない。機嫌が悪いのか、あるいは他のことに気を取られているのか、その理由は判《わか》らないにせよ、泣けばもらえると信じていたミルクがもらえないということがあった時に、はじめて、乳児は母親が自分とは違う心を持った存在であることに気がつき始めるのかもしれない。

他者の心が、私たちがその中で生きていかなければならない現実の一部をなすとすれば、私たちはそれとの行き交いの中で感じる抵抗感、摩擦感の中に、はじめて他者の心のリアリティ、それが自らにとって持つ切実さに気がつきはじめるのである。

ワグナーの楽劇『ニーベルングの指環《ゆびわ》』の中に出てくるジークフリートは、恐れを知らない若者である。四部作の最後、『神々の黄昏《たそがれ》』の中でハーゲンに裏切られて死んでいく時も、ひょっとしたら自分が今死につつあるということを理解していないのではないかと思われるくらい、死をはじめとするこの世界の中に潜む様々な危険を恐れることがない。その愚かさの中には、英雄的であると同時にどこかそら恐ろしいものが隠れている。世界の全てを支配する力を与えるとされる指環を守る巨大な竜と闘う時にも、ジークフリートは何の恐れも感じない。

そのような、「恐れの不感症」ではないかと思われるような若者が、竜を倒し、炎に包まれた山の頂きに眠る美しい女（ブリュンヒルデ）を見出《みいだ》した時に、初めて恐れを知る。この、アイロニーに満ちたプロットは、人間にとって「他者の心」とはどのようなものか、その本質を衝《つ》いている。運命の女を発見するまで、ジークフリートにとっての他者は、単に利用され、あるいは利用し、あるいは排除すべき「もの」に過ぎなかった。自分が愛すべき女を発見した瞬間、初めて、「他者の心」というものが生々しく立ち上がってくる。その「他者の心」が、自分には絶対的に不可視な、「壁の向こう」にあることが切実に感じられる。この女は、私のことをどう思うだろう、私のことを好いてくれるだろうか、私の求愛を、受け入れてくれるだろうか？　そのような不安に耐えることが、恋愛をするということである。人は恋をして初めて、他者の心が自分にとって推しはかりがたい存在であることを切実に感じる。ジークフリートは、ブリュンヒルデに自分が拒絶される可能性を認識した時に、はじめてそこに自分にとって切実な他者の心のあることを知るのである。

ジークフリートほどの勇者ならば、無理強いすればいいではないかというのは、恋愛の心理の本質とは関係がない。押せば動くというような、単純な力学に従わない、やわらかい存在だからこそ、他者の心は自分にとって切実な意味を持つ。自らがコントロールできる対象ではない。相手には、相手の意志がある。価値判断がある。そのような、他者の心が、その独自の意志に基づいて自分に好意を寄せてくれる。だからこそ、恋愛の成就《じょうじゅ》は、飛び上がるほどうれしい。

ジークフリートも、はじめて知った恐れを乗りこえて、ブリュンヒルデが自らの求愛を受け入れてくれた時に、天にも昇る心持ちだったことだろう。

サンタクロースだって、必ずプレゼントを持って来てくれるとは限らない。いい子じゃないとサンタさんが来てくれないよ、と言われる時、子供の心の中に生まれる不安こそが、サンタクロースという仮想の大切な要素である。サンタは、プレゼントを注文すれば必ず届けてくれる便利な道具ではない。独自の意志をもった自由な存在であり、その自由な存在が自ら進んで「私」に無償の愛を届けてくれるからこそ、クリスマスの朝、靴下の中にプレゼントを見出す子供はこの上ない喜びを感じるのである。

断絶に満ちた世界

このように書く私も、一人一人の心がお互いから絶対的に断絶しているということを、どれくらい真摯《しんし》に受け止めて日々を生きているかと言えば、心許《こころもと》ない。時には、人の心が判ったと安易に思ってしまうこともあるし、あいつはああいうやつだとラベルを貼《は》ってしまうこともある。他者の心が原理的に判らないものだということを、どれくらい他者の独自性の尊重へと転化しているかどうか、自分でも怪しい。

私個人の人生を振り返って見ると、「他者の心は絶対不可視である」という命題の切実さをしみじみ感じ、そのことを前提にして世界のことを考えようと強く動機付けられたのは、つい最近のことであるように思う。

自分の子供が小学校一年生になった時、ふと、「自分が子供の頃、自分が学校で体験している内面生活は、親もそれをだいたいにおいては把握しているように思ってていたけれども、実は、何も判っていなかったんだ」と思った。それは、自分の子供の通っている小学校の横を歩いている時に、ふとわき上がってきた感慨だった。自分がどれくらい子供の小学校での内面生活を把握しているかと考えれば、自分の親から自分の小学校時代の内面生活を見ても、同じことだったのだとすぐに判る。そんなに簡単なことがなぜ判らないのかとも思うが、気がつけば簡単なことほど判らないのではないかとも思う。

自分の小学校一年生の時を振り返れば、ずいぶん劇的な変化が自分の中で起こっていたように思う。他の子供が、自分とは全く違う精神生活を送っているんだということに初めて思い至ったのもあの頃だった。自分は、家に帰ればあの父親とあの母親がいるが、A君は家に帰るとぜんぜん違う親がいて、それがずっと続くのだとある瞬間に悟った。A君が自分には全く見えない内面生活を送っているという事実自体を不思議に思ったことはもちろんだが、A君とは幼稚園の頃からずっと遊んでいたのに、A君の内面生活が自分の内面生活と違うものなのだということにその時初めて思い至ったことも、また不思議に思った。

　あのような私の心の動きも、私の親のあずかり知らぬことだったに違いない。私自身の子供の心の中で、今、どのような劇的な変化が起こっているのか、それも、また、私のあずかり知らぬことである。

　そのような、気がつけば当たり前のことに、ずっと気がつかないでいることができるという人間の心のあり方自体が、あの当時も、そして三十年近くの年月が経《た》った今でも、不思議なことのように思われる。

　この分では、まだまだ当たり前のことで気がついていないことがあるに違いない。

　この世界は、お互いに絶対的にのぞき込むことのできない心を持った人と人とが行き交う「断絶」の世界である。世界全体を見渡す「神の視点」などない。あるのは、それぞれの人にとっての「個人的世界」だけである。これらの「個人的世界」は、原理的に、絶対的に断絶している。その断絶の壁を越えて、私たちはかろうじてか細い糸を結ぶ。その時、他者の心は、断絶の向こうにかろうじて見える仮想として立ち上がる。

　私たち一人一人にとっての絶対与件は、世界が根本的に断絶しているということである。その断絶を何とか乗りこえて他者と行き交おうとする中で、私たちは他者の心という仮想を生み出す。
それが、私たち人間が生きるということなのである。

第七章　思い出せない記憶

三木成夫の講演

時間の流れを感じることは、意識の属性の中でも、もっとも不思議なことの一つである。

もし、「今、ここ」で感じているものだけが現実だというのならば、過ぎ去った時間はすでに仮想である。たとえ一秒前でも、過去は仮想の中にしか存在しない。記憶が、過去の仮想を支える。何の記憶も持たない存在は、常に「今、ここ」にしか存在しないのだから、過去という仮想を持ちようがない。

未来は、いかなる意味でも仮想としてしか存在し得ない。ある程度予測できる未来など、ごく一部に過ぎない。一分後に、自分が意識をもった存在としてここにあるかどうかさえわからない。未来は、絶対的な不可知として、私たちの前にある。その未来を、私たちの意識は志向性の中にとらえる。

私たちの意識は、志向性の束として空間を作り上げるのと同じように、過去、未来への志向性が配列した形で、時間を構築する。物理的な時間自体は、もの自体と同じように人間は知り得ない。そして、そのようにつくり出された意識の中の現実の中で、「今」の私は、「過去」の私から、そして「未来」の私から絶対的に断絶している。

もし、意識の中で感じられる時間というものが物理的な時間自体の消息を間接的に伝える仮想であるならば、記憶は、時間という仮想を成り立たせる重要な要素である。

ある時期から、私は、思い出せない記憶のことが気になって仕方がなくなった。とは言っても、物覚えが悪くて困るとか、大切なことなのにどうしても思い出せないことがあるとか、そういったことではない。思い出されることがないからこそ、思い出される記憶よりもむしろ切実な形で、私たちの人生そのものに関わってくる過去の痕《こん》跡《せき》のことが気になって仕方がないのである。過去は、それが思い出せない時にこそ、私たちにとって最も切実な仮想になるのではないか、断絶の向こうにある過去こそ、私たちにとって大切な過去なのではないか。そのような気がしてならないのである。

思い出せない記憶のことを考え始めたのは、三木成夫がきっかけである。もっとも、三木成夫の著書を読んで、ということではない。

昔、東京芸術大学に三木成夫という生物学の人がいたらしい、ということは薄々知っていた。数年前から、ことあるごとに、「三木成夫という人がね」と周囲の人々が噂《うわさ》するのを聞いていた。解剖学の先生で、生物の形態や進化の問題について、ずいぶんユニークなことを言っていたらしい、ということも理解していた。人間の胎児が、その成長の過程で魚類や両生類や爬虫類《はちゅうるい》などの形態を経る、ということを「生命記憶」という概念を用いて議論していたらしいという知識もあった。

しかし、今までの人生の中で、三木成夫という人は、なぜか私には縁もゆかりもない人だった。「ミキシゲオ」という名前だけがまるで古代の記号のように私のアタマの中に刻印され、その思想が気になってはいたけれども、また、いつかはその著作を手にとってみたいとは思っていたけれども、実際に接することがなかった。私の信頼する人たちが尊敬の念を込めて言及するが、私にはよくわからない記号として、「ミキシゲオ」は宙に浮いていたのである。

そのようなミキシゲオの塩漬け状態が変わるきっかけになったのが、新潮社の雑誌『考える人』の特集記事であった。布施《ふせ》英利や養老孟司が三木成夫の思い出を語っていた。養老さんによる文章の中に、三木さんが、東大医学部で特別講義をして、終わった後で拍手が起こった、という記述があった。そうか、ミキシゲオは、芸大にいたけれども、東大の医学部で特別講義もすることがあった人なんだなあ、と思った。読んだ時にはそう思っただけだったのだが、読み終わったしばらく後に道を歩いていて、突然はっとした。

どうやら、私は、三木成夫の講演を一度だけ聞いたことがあるような気がしはじめたのである。

あれは、私が大学の学部を出たばかりのことだったように思う。当時のガールフレンドと東京大学の本郷キャンパスを歩いていた私は、偶然、その講演のポスターを見つけたのである。「胎児」に関する講演らしかった。その胎児というイメージが、文字として入ってきたのか、あるいは写真や絵として入ってきたのか今となってははっきりしない。いずれにせよ、私たちは、何となくそのポスターに心を引かれて会場へと向かった。

東大医学部一号館のその教室の中は、人で一杯だった。私とガールフレンドは、立ち見の人々で立錐《りっすい》の余地もない部屋の一番後ろに立って、その講演を聞いた。人間の胎児の写真を、スライドで次から次へとたくさん見せられたように思う。その中で、その講演者は、胎児がその胎内の成長の途中で、「上陸する」というような話をしていたように記憶する。具体的な内容は忘れてしまったが、とにかく、それまでもそれ以降も他では聞いたことのない、異様な迫力と気配に満ちた講演であった。一時間はあっという間に過ぎ、講演が終わると、私も他の人たちと一緒に夢中で拍手をしていた。

部屋の明かりがついて、私は、ふと、自分の胸のあたりが濡《ぬ》れていることに気がついた。どうしたのだろう、と傍らを見ると、ガールフレンドがぼろぼろ泣いていた。その涙が私の上着の上にこぼれかかって、胸のあたりが濡れていたのだ。

やがて、暗い教室からさわやかな風が吹く屋外へと出た私たちは、歩きながらたった今終わった講演について感想を語り合った。どうして泣いたの、と私が聞くと、ガールフレンドは、「今の講演を聞いていて、何で、人間は戦争なんかするんだろうと思った」というような意味のことを言ったような記憶がある。

いろいろな状況を総合すると、その講演を聞いたのは、一九八五年くらいのことのようである。三木成夫の講演を聞いたことがあるという考えは、ここ数年、周囲でミキシゲオ、ミキシゲオとその名前を聞いている間、一瞬たりとも私の心をよぎりはしなかった。あの講演をした人が、ミキシゲオその人だということに思いが至らなかったし、そもそも講演を聞いたこと自体を思い出すこともなかった。しかし、『考える人』の三木成夫特集がきっかけとなって、いろいろ考えれば考えるほど、あれは三木成夫だったような気がしてきた。あのような状況であのような話をする人は、三木成夫以外にはあり得ないような気がしてきた。

どうしても気になって、布施英利さんに確認すると、それはきっと東大の五月祭での講演でしょうと言う。三木成夫は東大で二回講演していて、一回目は布施さんも養老さんもいたが、二回目はいなかった。その二回目の、私たちがいなかった講演に、茂木さんは行かれたのでしょう、と布施さんがいう。

もしそうだとすれば、三木成夫さんが亡《な》くなったのは、一九八七年のことだから、私はギリギリ間にあったということになる。

思い出せない記憶

私が三木成夫の講演を聞きながら、そのことを一度も想起することなく十数年の時が流れ、しかも、他の人がミキシゲオ、ミキシゲオと呪文《じゅもん》のように話すのを聞いていても、自分には関係のないどこか遠い世界のことだと思っていたという事実は、記憶というものに関する私の観念をかなり動揺させた。

今更ながらに、「思い出せない記憶」の重大さというようなものに気がつかされたのである。

記憶というと、私たちは、「あの時このようなことがあった」というような、思い出せる記憶ばかりを問題にしがちである。「小学校三年の時の遠足で、潮干《しおひ》狩《が》りに行った」とか、「あの時、私の友人はこのようなことを言った」というような、ある出来事（エピソード）として思い出せるような記憶をエピソード記憶という。私たちは、エピソード記憶こそが記憶の王者であると考えがちだ。

しかし、もし過去の痕跡が残っていることを「記憶」と名付けるならば、私たちの脳の中の記憶のうち、エピソードとして思い出すことのできる記憶はごく一部にすぎない。私たちの脳の中の神経細胞の間の結合は、日々刻々変化している。人と会う、町を歩く、ワインを飲む、本を読む、テレビを見る、旅行をする、仕事をする。様々な体験の痕跡が、神経細胞の間の結合のパターンの変化として私たちの脳の中に蓄積されていく。エピソードとして思い出せる記憶は、その痕跡の総体のうち、いわば、氷山の海上に出た部分にすぎない。一つのエピソード記憶の周囲には、決して思い出すことのできない、記憶と明示的に名付けることさえできない体験の痕跡がまとわりついている。

中学校や高校の授業の時に、教師がどんなことを言ったのか、ほとんどの人は卒業後何年か経《た》った時点であまり覚えてはいないだろう。少しでも覚えていることがあるとすれば、それは、大抵、教師が授業の流れから脱線して雑談をしている時のことであったりする。英語という一つの教科を取り上げたとしても、中学高校六年間で千時間は下らない時間を私たちは教室で過ごしているはずである。しかし、机にじっと座っていた時間の流れの中で聞いたことの一つ一つを、私たちは「思い出せる記憶」としては覚えてはいない。

私の場合は、中学校の英語の教師が、インド旅行から帰ってきて、「女の人がみんなキレイだった」と興奮して喋《しゃべ》っていたのを覚えているくらいである。その人は、その後先生をやめて旅行ガイドになってしまった。

それでも、私たちの脳の中には、かくも長き時間机に座って教師の授業を聞いていた体験が、重層的に痕跡として残っている。だからこそ、一度も外国に行ったり、外国人と喋った体験がないような人でも、十八歳の春にはある程度英語が使えるようになっている。教育の効果は、「思い出せない記憶」として蓄積されて行くのである。教師は、生徒たちの中にエピソードとして想起できないような痕跡を植え付けることを天職としているのだ。

私は、三木成夫の講演を聞いていたにもかかわらず、長い間そのことを思い出しもしなかった。もちろん、その空白の十数年の間、三木成夫の講演を聞いたということの痕跡が私の中になかったということではない。むしろ、エピソードとしては取り出すことができないレベルで、私はあの時の三木成夫の講演という一回性の体験の痕跡に支配され続けていたのではないかと思う。

インドネシアのバリ島に行き、夜、波打ち際《ぎわ》に座って海を眺めていたことがある。その時、私は、三木成夫の講演が残した痕跡の作用を全身で感じていたのではないかと思う。誰かが妊娠したという話を聞いた時、私の脳の中では三木成夫の見せていた胎児の写真の痕跡がよみがえっていたのではないかと思う。あの時の講演のことを、具体的なエピソードとしては思い出すことこそなかったものの、私はあの講演に出席し、三木成夫が喋るのを聞いたことで私の脳の中に残された痕跡に、決定的と言ってもよいくらいの影響を受けていたのではないかと思う。

ある体験の痕跡が自分の生き方や世界観に影響を与えるためには、その痕跡は思い出すことのできるエピソードとして立ち上がっている必要はない。記憶というのは、それが思い出せるかどうかが本質なのではない。むしろ思い出せないからこそ切実な記憶というものがある。

思い出せない過去という巨大な仮想の上に、「今、ここ」の私は生きている。思い出せない過去が私の脳の中に残してくれた膨大な痕跡という「安全基地」がなければ、私は何が起こるかわからない未来に向き合うことができないのである。

生まれる前の記憶

思い出せない記憶という問題を時間的にさらにさかのぼれば、自分が生まれる前の記憶の問題になる。とは言っても、インドで生まれた少年が前世の体験を覚えていて、その少年が前世で住んでいた村に行ったら、その村の人の名前を言うことができたという類《たぐい》のオカルトめいた話ではない。あくまでも科学主義的世界観と整合性のある話である。

人々が「記憶」という時には、普通は、自分が生まれ落ちた後の記憶を問題にしている。自分の人生に関わるエピソードとして思い出すことのできること、自分が生まれ落ちてから覚えたことが、すなわち自分の記憶だと考えている。これらの記憶は、原理的には思い出すことのできる記憶である。しかし、もし、思い出すことのできない記憶を含めて記憶と呼ぶことにするならば、「記憶」という言葉で指し示されるものの範囲はぐんと広くなる。

私たち人間一人一人の身体組織の中には、過去の長い進化の歴史の中で刻み込まれてきた様々な痕跡が残っている。三木成夫の言う、生物というのは基本的に一本の消化管であるという存在条件は、人間においても変わらない。脳科学者のダマシオは、人間の認知過程を考える上では、「内臓感覚」が重要であるという説を提唱している。私たちが世界と向き合い、様々な意志決定をしていく上では、脳が内臓から受け取っているシグナルが大切であると言うのである。「うまく行きそうな気がする」「なんとなくいやな予感がする」というような時に、私たちは内臓を初めとする身体から脳に送られてくる情報を参照しているというのである。

ダマシオの言う内臓感覚に、消化管を中心とする生物の長い進化の歴史の痕跡が反映されているのは当然のことである。そのような痕跡が、思い出すことのできない記憶として作用するということは、考えてみれば当たり前のことであろう。それが、三木成夫の言葉を借りれば「生命記憶」の問題になるのだろう。

進化のような長い時間のスケールばかりではない。江戸時代や明治時代の人々の生活感情の痕跡が、現代の私たちの中に「思い出せない記憶」として存在しているということも当然あり得る。

古今亭志ん生が自らの半生をまとめた『なめくじ艦隊――志ん生半生記』という本がある。この中に、今の東京上野の松坂屋のあたりは、夜になると真っ暗なので、ちょうちんを持たない人は手探りで歩いていた、と述懐している箇所がある。志ん生の生まれたのは一八九〇年のことであるから、その少年時代と言えば今から約百年前のことである。百年前の東京では、人々が夜手探りで歩いていたというわけである。

もちろん、一九六二年生まれの私にその頃の記憶があるはずはない。それでも、百年前の東京では普通だった「暗闇《くらやみ》の中を手探りで歩く」という行為が、私の中に一つの思い出せない記憶として痕跡を残している可能性はある。もちろん、私が実際に百年前の東京で暗闇の中を手探りで歩いていたという意味ではない。私の脳や身体は、この世界に生まれ落ちてからの私の人生の中で形作られてきたものであると同時に、私という個体の誕生に至る長い生命の連鎖の中で受け継がれ、条件付けられてきたものでもある。その条件の中に「暗闇の中を手探りで歩く」という要素もあったのだろうということである。

運動をコントロールする中枢《ちゅうすう》神経系や、筋肉や骨格などの身体的構造、皮膚の触覚などがつくりだす私というシステムは、たとえ生まれ落ちてから一度も暗闇の中を歩いたことがなくても、いざとなればそのようなことができるように準備ができているに相違ない。それが、私の中に残った痕跡であり、生命記憶であり、思い出せない記憶である。

まさに、そのような、「暗闇の中を手探りで歩く」という思い出すことのできない記憶を、私は長野の善光寺で探り当てたような気がした。

善光寺の本堂の下には、「戒壇廻《めぐ》り」と呼ばれる場所がある。人々が暗闇の中を手探りで歩き、極楽につながる錠を触ることができれば幸せになれると伝えられる場所である。

私が戒壇廻りを初めて訪れたのは数年前のことである。どんな趣旨の場所かも知っていたし、そこが暗闇であるということも知識としては持っていた。しかし、善光寺の本堂に入り、地下につながる階段を下りていった時に私を包んだ完璧《かんぺき》な暗闇には、すっかり度肝を抜かれてしまった。不特定多数の人が出入りするような場所が、まさか本当に何も見えない暗闇になっているとは思っていなかった。その思っていなかったところにどんと暗闇をぶつけられたから、内心かなり動揺した。なぜか、額のあたりにチリチリと熱いものを感じながら（これは、おそらく、暗闇で前に移動する時に、突起物が額のあたりにいきなりぶつかる可能性をカラダが感じて身構えていたということではないかと思う)、私は壁伝いにゆっくりゆっくり歩行した。

やがて、何とか錠を触ることができて、地上の光の下に出てきた。私は、錠に触れられたことに喜ぶというよりも、あの暗闇から抜けられたことにほっとしていた。それくらい、完璧な暗闇の中で歩くという体験は、私を動揺させた。

それまでの私の人生でも、暗闇の中を歩くという体験が全くなかったわけではない。お化け屋敷。神社にクツワムシを捕りにいった時。あの電柱まで、とふざけて目をつむって歩いた時。停電した時。そのような時、私の手は確かに暗闇を探っていた。しかし、善光寺の戒壇廻りのように、本当に何も見ることのできない暗闇の中を、全く光を持たずに歩くという体験は、初めてであった。

戒壇廻りは、衆生《しゅじょう》に自らの置かれている無力な状態を自覚させ、釈迦《しゃか》の慈悲をこいねがう気持ちにさせるという趣旨の装置なのであろう。その場所で、私は、私たちの祖先にとっては間違いなくなじみ深い体験であった、暗闇の中を手探りで歩くという私の中の「思い出せない記憶」を探り当てた。

新月の晩は、一月に一回はやってくる。火を手に入れるまでの長い歴史の中で、私たちの祖先が経験したのと同じことを、私は思い出せない記憶の中から拾い上げたのである。

「思い出せない記憶」の蓄積としての言葉

「今、ここ」にいる私は、「今、ここ」に至る膨大な過去の積み重ねの上に、世界に向き合っている。

「私が他の人よりも遠くを見ることができたとしたら、それは、巨人の肩に乗っていたからだ」とニュートンは記した。

私たちは、膨大な「思い出せない記憶」という巨人の肩に乗って、「今、ここ」の様々なものを認識し、行動している。気が遠くなるほどの仮想の系譜の上に、今の私たちが作り上げる仮想がある。

言葉は、私たちの乗っている膨大な思い出せない記憶という巨人の恩恵の最たるものである。

私がこうして書き記している文章は、確かに私が考えて記しているという意味で、私の創作物である。しかし、この文章を構成している言葉の一つとして、私が発明したものはない。

どんな言葉も、最初はどこかで生まれたはずである。しかし、あまりにもオリジナルな言葉を不用意に使う人は、おそらく社会的に生きにくい立場に追い込まれる。今ここで、全く新しい言葉を作ってみよ、全く新しいにも拘《かか》わらず、その言葉の意味がただちに了解されるような、そのような言葉を作ってみよ、と言われたら、人はそれがどんなに難しいことであるかを直ちに悟るはずである。

私たちは、大抵、すでに世の中に存在している言葉を用いて人とコミュニケーションをとっている。その、言葉一つ一つの意味は、私たちが生まれ落ちてからの人生の流れのどこかで学んだもののはずだ。

私たちの中でのある言葉の意味の了解は、これまでの人生でその言葉に出会った体験（タッチポイント）の総体で決まる。母国語の単語を、「その言葉はどういう意味？」とあからさまに聞いたり、あるいは辞書で調べたりすることはほとんどない。

たとえば、「光」という言葉の意味は、「光」という言葉を人々がどのような文脈で使うのかを聞いたり、読んだりしたことがあるか、そして自分自身がどのような文脈で用いたか、というタッチポイントの総体で決まっている。「ほら、あそこに見える光がパリだよ」「もっと光を」「そろそろ朝の光が見えてくる時間だ」「彼女は私の人生の光だ」「トンネルの向こうに光が見えてきた」「光とは、電磁波のことです」「光は一秒間に三十万キロメートル進みます」……。このような、「光」という言葉の使用の一つ一つの事例とのタッチポイントの総体が、私たちの脳の中での「光」という言葉の意味を構成している。

時には、一つのタッチポイントが、ある言葉に対するイメージを変えてしまうことがあるかもしれない。たとえば、私は高校の時に和泉式部《いずみしきぶ》の「物思へば　沢の蛍もわが身より　あくがれいづる　魂《たま》かとぞ見る」という和歌に出会って強い印象を受けた。この「タッチポイント」により、私の「蛍」という言葉に対するイメージは変わってしまったように思う。小林秀雄の『感想』の冒頭で、母親が亡《な》くなった数日後の夕刻に蛍を見かけ、その蛍が母親であると思う、という文章を初めて読んだ時にも、「蛍」という言葉に対するイメージが変わったかもしれない。

ある人の中のある言葉の意味の了解は、その人が生まれ落ちてからその言葉に接してきたタッチポイントの総体で決まっている。「光」や「蛍」といった言葉を使う時には、その人の人生のそれまでの体験の総体がそこに託されている。言葉は、具体的なエピソードとしては思い出すことのできない、しかし現在の私たちの生き方、感じ方に切実な影響を与えている過去の痕跡《こんせき》の総体を組織化するための、結節点のようなものとして生まれてくる。

一つの言葉には、たくさんの「思い出せない記憶」がまとわりついているのである。ナポレオンは、エジプトに遠征した時に、ピラミッドを前にして、「四千年の歴史が君たちを見下ろしているのだ」と兵士を鼓舞したと伝えられている。

私たちが日常的に何気なく使っている言葉の中には、気が遠くなるほどの、そして実際何も思い出せないくらい長い時間の、人間の体験の歴史の痕跡が残されている。一つ一つの言葉を通して、私たちは人類が言葉を獲得して以来の長い歴史をのぞき込んでいる。

「悲しい」という言葉を使うとき、私たちは、自分が生まれる前の長い歴史の中で、この言葉を綿々と使ってきた日本語を喋《しゃべ》る人たちの体験の集積を担《にな》っている。「悲しい」という言葉が担っている、思い出すことのできない記憶の中には、戦場での絶叫があったかもしれない、暗がりでのため息があったかもしれない、心の行き違いに対する嘆きがあったかもしれない。そのような、自分たちの祖先の膨大な歴史として仮想するしかない時間の流れが、「悲しい」という言葉一つに込められている。

「悲しい」という言葉一つを発する時、その瞬間に、そのような長い歴史が、私たちの口を通してこの世界に表出する。

もちろん、自分が生まれる前の過去は、断片的に伝えられる消息をのぞいては、私たちにとっては、仮想するしかない存在である。「悲しい」という言葉を前にして、私たちは、その「悲しい」という言葉にまとわりついている過去の日本語を喋ってきた人たちの体験の総体を、手に取るように眺めることができるわけではない。その意味では、「悲しい」という言葉にまとわりついている過去は、仮想の中にしか存在しない。言葉は、そのようにして、歴史という仮想の系譜を現在の私たちにつなぎ止める結節点となっている。

たとえば、友人と一緒の部屋に泊まった夜、隣の部屋から「がさがさ」という音が聞こえて来たとする。「おい、あのがさがさする音なんだろうなあ?」「さあ、紙袋から何か取り出そうとしているんじゃないのか」という何気ない会話を交わしている時に、そこに使われている「がさがさ」という言葉には、その言葉がそれまでの歴史の中で使われてきたタッチポイントの集積が反映されている。現代の何気ない会話の中で使われる「がさがさ」という言葉の中には、たとえば昔の人の次のような体験のかすかな痕跡が残っているかもしれない。

　同じ村山口なる佐々木氏にては、母人ひとり縫物して居《を》りしに、次の間にて紙のがさ〳〵と云《い》ふ音あり。此《この》室は家の主人の部屋にて、其《その》時は東京に行き不在の折なれば、怪しと思ひて板戸を開き見るに何の影も無し。暫時《しばらく》の間坐《すわ》りて居ればやがて又頻《しきり》に鼻を鳴す音あり。さては坐敷ワラシなりけりと思へり。

（柳田国男『遠野物語』）

『遠野物語』に描かれているような「昔」は、現代ではもはや仮想するしかない過去である。それにもかかわらず、現代の私たちが右のような記述を読むと、なぜかなつかしい気持ちがする。そのことを、私は以前から不思議に思っていた。自分が経験したことでもないことを、なぜ、なつかしいと感じるのか？　はじめて読んだことが、なつかしいと感じられるのはどうしてか？　そこには、一見パラドックスがあるようにも思われる。

しかし、言葉の意味の成り立ちを考えれば、なつかしいのは不思議でも何でもないということがわかる。私たちが使う言葉の一つ一つは、思い出すことのできない記憶によって支えられている。私たちが「がさがさ」という言葉を聞き、読み、使う時、そこには、過去の人々が体験してきた膨大な「思い出せない記憶」がまとわりついているのだ。

私たちは日常で使う様々な言葉を通して、「あれは座敷わらしだよ」とこともなげに言い放つ昔話の中のお母さんとつながっているのである。

なつかしい未来

不思議な偶然で、三木成夫の講演を聞いたことがあるという「思い出せない記憶」を思い出したのとちょうど同じ頃から、私は、三木がいた東京芸術大学で美術解剖学の授業を受け持つようになった。

学生というものは、そもそも、過去よりも未来に興味を持つものである。過去がどうであったかということよりも、未来がどうなるかということに関心を抱くものである。自分が未来を作り出したいと考えるものである。

過去と決別し、未来志向でいたいと思うこと自体は尊いことである。しかし、未来という仮想を抱いているその人の中にも、きっと紛れもない過去の痕跡が残っている。前衛でありたい、と思うことは、特に青春時代においてはおそらく正しい。しかし、どんなに過去と断絶した前衛を生きていると思っている場合でも、その人の前衛の表現の中には、必ず過去の膨大な思い出せない記憶がまとわりついている。

前衛でいようと思っても、どうせ過去の記憶がまとわりつくものであるならば、思い切り前衛であろうとすれば良い。どんな前衛も、きっとなつかしい前衛になってしまうものならば、すべての未来は原理的に過去を引きずらなければならないものなのならば、いっそ、意識の中では思い切り過去との断絶を志向してしまえば良い。

無意識が、巨人の肩を引き寄せてくれる。思い出せない記憶を担ってくれる。過去との連続性を保証してくれる。だから、思い切り過去と断絶して、前衛になってしまえ！

私は、授業の中でそんなことを言って学生をアジテーションすることがある。

三木成夫が言うような生命記憶は、確かに私たちの身体の中に、私たちが使う言語の中に歴然として存在している。しかし、そのような痕跡が実際に私たちの中にあるということを認めることは、必ずしも保守主義になることも、過去のことばかり考えることも意味しない。むしろ、どんなに未来志向になっても、どうせ過去につながっているのだから、安心して未来志向になれば良いのではないか。思い出せない記憶という安全基地の上に、全力で、今までの誰も思いついたことのないような新しいことを志向すれば良いのではないか。私には、そう思える。

アポロ11号が月に着陸した時、私は七歳であった。あの頃、すぐにでも人類は月面に基地をつくり、ホテルができて、私たちは宇宙観光旅行をするようになるのだ、と思っていた。それは、あの頃の人たちが抱いた明るい未来の仮想であった。

今となって、あの頃の未来の想像画を眺めてみると、何だかとてもなつかしい気持ちがする。あのなつかしい未来も、すべての表現は過去の痕跡を引きずらざるを得ないと考えれば、逃れることのできない原理的なものであったのだということが判る。どんなに未来を志向しているように見える表現も、動かし難い、思い出すことさえできない過去の記憶を引きずっている。

アームストロング船長が月に降り立ち、月面に最初の一歩を記す。銀色の服を着た人たちが、かつてはウサギが餅《もち》をついていた異世界を飛び跳ねる。それは、人類が間違いなくはじめて見た光景であると同時に、人類が経験してきた、思い出すこともできない膨大な過去の中のなにかにきっと似ていたはずである。

私たちは、あの時、巨人の肩に乗って、月着陸の様子を見ていたのだ。

どんなに新しい事象も、私たちにとってはどこかなつかしい事象である。輝かしい未来は、あっという間に思い出せない記憶の中に取り込まれ、過去の仮想の中にしまい込まれる。だからこそ、発表当時は前衛的だったはずのカフカの小説が、いつの間にか遠い昔の神話に変質する、というようなことが起こるのである。

「私」「あなた」「誰」「腕」「味」「おいしい」「うれしい」「たのしい」「君」「愛している」「手を握る」……。

このような、ごくありふれた言葉の一つ一つが、実はピラミッドと同じ意味での歴史の痕跡である。

一つ一つの言葉にまとわりついている「思い出すことのできない記憶」に思いをはせるとき、そこには、夏目漱石が好んだという、「父母未生以前本来の面目」という禅の公案と同じ世界が開かれる。私たちが言葉を使うということ自体が、過去の膨大な人類の体験の総体に思いをはせる行為でもある。

だから、未来志向であることと、過去の歴史を尊重するということは、矛盾することではなく、一つの生きる態度になり得るのだ。

第八章　仮想の系譜

生成ということに対する態度

人間というものは、自分が思っている以上に、過去に多くのものを負っているものである。先人に沢山のものを与えられているものである。

それでも、子供は、大抵は感謝の言葉を口にすることなく、大人になり、去っていってしまう。自分の親に感謝の言葉を口にすることさえ滅多にない。ましてや、学校の先生や、旅先で会った人や、お世話になった親戚《しんせき》の叔母さんなど、自分の人生のなにがしかを負っている人に対して、改めて感謝の言葉を口にすることなどない。

しかし、私たちは、間違いなく過去に多くのものを負っている。感謝の言葉を口にすることすらなくとも、きっと誰でもそのことを知っている。過去という存在がなければ、ほとんど現在というものがないような形で、自分の存在を決定的に支えてもらう形で、過去に多くのものを負っている。私たちの生存は、身体や周囲の環境という「現実自体」に決定的に依存している。しかし、それとは微妙に違う回路で、私たちはまた、過去に先人たちがつくり出してくれた仮想に、多くのものを負っている。過去に多くを負っているということを認識することは、必ずしも、過去に縛られることを意味するのではない。歴史を振り返ることは、予定調和の、静的な行為ではない。

むしろ、自分が日常の中で何気なく頼ってしまっている様々な現実、仮想のものたちが、かつてはこの地上に存在せず、無から作り上げられなければならなかったこと、無から生成されなければならなかった、ということについて、真剣に思いを致すということが大切なのではないか。それらの生成の軌跡に顕《あらわ》れているこの世の奇跡を、それがなかった時点からそれが生まれた後の時点への変化を、自分がもしそこに立ち会っていたら、と想像し、思い起こすことが大切なのではないか。

現代の私たちもまた、その中に連なる、人類の仮想の系譜を、すでにできあがってしまった、紙の上に書かれてしまった、固定された情報としてとらえるのではなく、その系譜の中の一つ一つの生成のイベントにおいて、その誕生の瞬間において、とらえる必要があるのではないか。歴史を振り返る時に私たちに問われているのは、何よりも生成というものに対する態度なのではないか。私には、そう思えるのである。この世に、それまでなかった全く新しいものが生み出される。そのような生成の感動を忘れてしまった時、対象は私たちに陳腐な表情を見せ始める。

この世界に陳腐なものが存在しているのではない。陳腐なものの見方があるだけである。そして、陳腐なものの見方から脱出するための跳躍台は、それが生成された瞬間の生命の躍動（エラン・ヴィタール）の中にある。

私たちは、誰でも、一人残らず、生成の瞬間のまばゆさを知っている。頼りない、弱々しい存在としてこの世界に産み落とされてきた瞬間にかいま見た世界の輝きを、おそらくは「思い出せない記憶」として自らの中に秘めている。

その存在にすっかり慣れてしまい、もはや日常のものになってしまい、誰もが軽んじ、バカにするもの、そのような、一見陳腐なものほど、その生成の瞬間に立ち返ってみる価値がある。「テレビ」という、今日では陳腐に見える表象も、またそうである。「テレビ」は、ある機能を持った物質的存在であるだけではない。それは、私たちの心の中で、ある特定の存在感を持ち、あるユニークなクオリアを放射し続けている一つの仮想でもある。その本質をとらえるためには、その誕生の時に立ち返ってそこにある躍動を受け止める必要がある。

小津安二郎の「お早よう」の最後の場面で、「ナショナル・テレビ　高性能遠距離用14型」と書かれた大きな段ボール箱が廊下に置かれているのを見て、うれしくてフラフープを回してしまう子供。力道山のプロレスを見ようと、街頭テレビの前に集まった群衆。そのような光景の中に、「テレビ」という仮想を生み出した生命の躍動はきっとある。

石やじりで狩りをしていた私たちの祖先に比べて、今日の私たちはどれだけ多くの豊かな仮想に取り囲まれていることだろう。明らかに魅力的な、誰が見ても偉大な仮想はその魅力や偉大さに没入すればよい。問題は、日常の生活の中にあふれており、一見陳腐で、とるに足らなくて、凡庸なものに見える仮想たちである。

様々な仮想が生み出された誕生の現場に立ち返り、日常の生活の中でのありふれた「慣性」を超えた、かつてそれらが生成された瞬間の躍動においてとらえること。無からそれらが生成された瞬間の感動を思い起こすこと。そのような作業をすることによって、私たちは、仮想の系譜を石版の上に書かれた模様のような静止した状態においてとらえるのではなく、それを生み出した生成の躍動の連続においてとらえることができるようになる。生成の連続という本来の意味で、歴史というものを体験することができるようになるのである。

ユリ・ゲラーの超能力

第一章でも触れた、小林秀雄の講演「信ずることと考えること」は、何度聞いてもその度に感銘を深くする名講演であるが、その冒頭には、どうにも奇妙なところがある。小林は、全体の話のまくらとして、ユリ・ゲラーの超能力に触れているのである。なぜ、心脳問題を論ずるのに、超能力というテーマから入ったのか？　私たちの意識が物質である脳から生み出されるという不思議を考える上で、超能力を持ち出す必然性はない。最大の不思議は、むしろ、日常のごく何でもない意識の働きの中にある。五歳の女の子が、一度もその姿を見たことがないサンタクロースについて、妹と真剣な会話を交わす。テレビが家にやってきたのがうれしくて仕方がなくて、思わずフラフープを回してしまう。

母親が亡《な》くなったすぐ後で、散歩をしていて見た蛍をおっかさんだと思う。

そのような私たちになじみ深い心の働きの中に、意識の不思議さの全《すべ》てはある。意識という不思議の本質は、それが、因果的な自然法則に矛盾するものではないという点にある。因果的な自然法則にぴったりと寄り添う形で、この世界に出現してくるという点にこそある。超能力などなくても、スプーンなど曲がらなくても、意識があるということ自体が不思議なのである。経験というものを、数におきかえることのできる狭い経験に限局してしまった近代科学は、超能力など存在しなくても、どのみち意識の不思議さを説明することはできないのである。

私自身は、超能力など、おそらく存在しないだろうと考えている。物質である脳がいかに意識を生み出すのか、その不思議を解明することがライフワークだと思い詰めている人間にとって、超能力がどうのこうのと言うような類《たぐい》の議論は、むしろ雑音である、邪魔である、と日頃感じている。だからこそ、「信ずることと考えること」を聞くたびに、私は一種の違和感を覚える。

もちろん、小林は超能力の問題をそれほど重視しているわけではない。「あんなことは、不思議でも何でもない」と切り捨て、「不思議なことは、他にいくらでもある」と続け、本論であるベルグソンの哲学の議論に入る。

小林秀雄は、講演の前に、周到にその内容を準備したと伝えられる。ホテルの部屋で、練習さえしたと聞く。

それならばなぜ、小林秀雄は、ベルグソンの哲学から意識の問題を論ずる講演の冒頭にあのような話を持ってきたのだろう。そのことを、私はずっと疑問に思っていた。

マジックの起源

疑問に思いながらも何回か聞いているうちに、冒頭のユリ・ゲラーの超能力に触れた箇所が、なんとも言えない躍動感に満ちていることに気付かされた。テレビが来たことで歓喜して、思わずフラフープを回してしまう子供のような、そんな生命の羽ばたきの気配が、そこに感じられることに気がついた。

それで、ユリ・ゲラーの超能力の話は、小津映画における杉村春子のように、生命の躍動（エラン・ヴィタール）を担《にな》っていたのか、と思い始めた。あの話が冒頭にないと、心の謎《なぞ》をめぐる議論が、静かな、沈んだものになってしまったのかもしれない、小林は、あの講演を、ある種の精神の踊りから始めたのかもしれない。そんなことを考えはじめた。

すでに述べたように、現代の科学において、人間の意識は、いわゆる「随伴現象」

として位置付けられている。この世界の物質の客観的なふるまいは、科学が明らかにしてきた因果的な法則で記述できる。もちろん、私たちは、「現実自体」を知ることはできない。私たちが把握できるのは、意識の中に立ち現れる「現実の写し」としてのクオリアだけである。しかし、そのような「現実の写し」を通して知る「現実自体」は、どうやら近代科学が方程式で表してきた自然法則に従って動いているように見える。私たちが意識の中で感じる様々なもの、私たちの意識の作用は、そのような「現実自体」が時間的にどのように変化するかということに一切影響を与えない。そのように見える。

私たちが意識の中で感じること、考えることが、この世界の物質、「現実自体」に影響を与えることはない。ユリ・ゲラーがスプーンをなでたとしても、物理的な力を加えるのでない限り、スプーンが曲がることはない。

それが、近代科学が提示している、私たちの意識というもののこの世界における位置付けである。そして、様々な証拠に基づいて、私も、そのような考え方が正しいと信じている。因果的な自然法則自体が否定されることは、これからもおそらくない。コンピュータ、インターネット、ジェット機、携帯電話など、因果的法則を精緻《せいち》に利用した様々な人工物に囲まれた現代に生きる私たちは、心の奥底でみなそう思っているのではないか。

だとしたら、その一方で、私たちは、なぜ近代科学の因果的法則を一見超えてしまうような現象に、たとえその背後に因果的法則に支えられたタネやトリックがあると知っていても、魅了されてしまうのだろうか。

舞台の上のマジシャンは、どうにも中途半端《はんぱ》な、奇妙な表情をしている。自分の信念について講演するような、自信の新製品を広告するような、最新のニュースを伝えるような、祝宴に集まった人たちに感謝の意を表明するような、そのような自分の置かれた文脈を確信している人たちとは違った不思議な表情をしている。自信がありそうでなさそうな、どこかはにかんだ、どこか控えめな、それでいてたくらみを心の奥底に秘めていそうな、そんな表情をしている。

ラス・ヴェガスの舞台で見た、現代を代表するマジシャン、デイヴィッド・カッパーフィールドもそうであった。透明な樹脂の箱に閉じこめられ、鍵《かぎ》をかけられる。白い布で囲まれ、アシスタントたちがその布をゆらゆらとゆらす。数秒して、さっと白い布が落とされると、そこにはぴかぴかと光るスポーツカーが出現していた。ドアを開けて、カッパーフィールドがさっそうと登場した。手を広げて、どうですというポーズをした。人々が、拍手喝采《かっさい》した。

しかし、カッパーフィールドの顔は、自信満々ではなかった。これ見よがしでもなかった。まるでいたずらを咎《とが》められた子供のように、柔らかにはにかんでいた。

舞台の上のマジシャンは、どこか控えめである。決して押しつけがましくない。自信たっぷりでもない。手錠をかけられ、ぐるぐる巻きにされ、箱詰めにされ、水の中に沈められる。炎が迫り来る。はらはらしているうちに、マジシャンが見事脱出してくる。子供の頃、そのようなトリックを「大脱出シリーズ」としてテレビの特別番組で盛んにやっていた引田天功にも、そのような一面があったように記憶する。

カッパーフィールドや引田天功をはじめ、多くのマジシャンが行っている「脱出マジック」の創始者と伝えられるのは、ハンガリー生まれのアメリカのマジシャン、ハリー・フーディーニである。

フーディーニが脱出マジックを思いついたきっかけは、精神病院の閉鎖病棟に強制入院させられている患者を見たことだったという。そのことを知った時に、初めて、私はマジックという仮想の芸術の起源にあった切実さの核に触れたような気がした。

私たち人間は、物理法則からは決して逃れ得ない。ぐるぐる巻きにされて箱に入れられ、海の底に沈められてしまえば、決して逃げ出すことなどできないということを誰でも知っている。おそらく死んでしまうであろうことを知っている。精神病院に強制入院させられてしまえば、なかなか逃げ出せないことを知っている。刑務所に入れられれば、しばらくは出てこられないことを知っている。いくら念じて見ても、物理法則を無視して壁抜けなどできないことを知っている。

逃げ場のない状況に置かれているのは、箱の中に監禁されたり、刑務所に入れられたり、そのような特殊な環境に置かれた人間だけではない。自然の中で、社会の中で、一見自由な空気を吸っているかのように見える人間もまた、因果的な物理法則から逃れ得ないという点においては、まったく同じ状況に置かれている。因果的法則がその根底にある、生老病死の必然から逃れることはできない。閉鎖された空間に拘束された患者を見たフーディーニは、そのことを、一瞬に悟ったのではないかと思う。

私たち人間の仮想は、現実の限定から逃れて自由に羽ばたくことができる。私たちは、どこにも存在しないサンタクロースを仮想することもできるし、一角獣を仮想することもできるし、永遠に平和の続く楽園を仮想することもできる。しかし、そのような自由な仮想の世界に遊びつつ、私たちは自分たちが因果的な自然法則によってこの現実に縛りつけられた存在であり続けることを知っている。自分たちの一見自由な仮想も、脳の中の神経細胞という現実に支えられなければ一瞬たりとも存在し得ない、その意味では因果的な自然法則から自由ではない存在であることを知っている。仮想の自由は、現実の不自由と表裏一体であることを知っている。この世界の現実が、私たちの生命を支える大切な基盤であることを知りつつ、同時に、その現実が、私たちを縛りつけ続けることを知っている。

そのような散文的な世界の中で、私たちは、時に、因果的呪縛《じゅばく》から本当に自由になることを切なく願う。私たちの意識が、随伴現象にとどまることを止めて、この世界の現実に対して実際の作用を始めることを希望する。仮想が、本当に現実を動かしはじめる奇跡が起こるのを待つ。

もちろん、私たちはそんなことが決して起こりはしないことを知っている。だからこそ、私たちはマジックを見に出かけ、一瞬のイリュージョンに没入するのである。

シシュポスの神話

奇跡は、たとえそれが偽物《にせもの》であるとしても、見る者の心を動揺させる。たとえ仕掛けがあるとわかってはいても、この世界の根本秩序が揺るがされる気配を感じる時、心ある者は、決して平静ではいられない。

イリュージョニストたちのはにかみは、人々が希求する奇跡のヴィジョンを舞台の上で現出することを生業《なりわい》としつつも、それが最後は散文的な現実に回収されていかざるを得ないことを知る者の、諦観《ていかん》の微笑《ほほえ》みではなかったのか。

アルベール・カミュの『シシュポスの神話』は、神から罰を受け、永遠に岩を坂の上まで持ち上げ続ける運命に置かれた男の話である。岩を一番上まで持ち上げると、岩はごろごろと下まで落ちてしまう。その岩を、再び上まで持ち上げる。岩はまた落ちる。男は、そのような無益な、苦痛に満ちた徒労を永遠に続けなければならない。言うまでもなく、シシュポスの苦境は、現実の私たちが置かれている状態の隠喩《いんゆ》である。私たちは生きている限り、この世界の因果的法則に縛りつけられ続ける。私たちは、決して自分の身体という「現実自体」から自由になれない。夢の中でこの上なく美しい星空を見たとしても、目覚めた私たちは、相変わらず散文的なこの地上にいる。

カミュは、そのような苦境に置かれているシシュポスが、幸せになるということがあり得ると書く。岩を持ち上げ続けるという過酷な運命を離れて自分という存在はあり得なかったこと。そのような運命こそが自分という存在そのものであるということ。実存の由来するところを悟り、受け入れた時に、シシュポスはそんな自分の境遇を幸せに感じるだろうと言うのである。

私たちは、おそらく、一人残らず現実というものに傷つけられる運命にある。サンタクロースを夢見る女の子も、やがて、資本主義社会ではどんな商品にも値段がつくものだということを知るだろう。「ただの昼食」などないということを知るだろう。人からサービスを受けるためには、自ら働いてお金を稼がなくてはならないということを知るだろう。万能の人に見えた自分の親も、また、社会の中で生きることに悩む普通の人であることを悟るだろう。ほがらかに笑い、無償の愛を与えてくれるサンタクロースなど、この世界にはいないことを悟るだろう。

私たちの魂は、一つ残らずこの現実の世界との摩擦で傷つく。その傷が癒《い》える過程で、様々な仮想が放射される。

シシュポスの神話も、フーディーニの脱出マジックも、魂の傷が癒える過程で放射された仮想である。

十字架からのキリストの復活が、一人のトリックスターの仕掛けた一世一代の「脱出マジック」ではなかったと、誰が断言できよう。それで何が悪いのか。現実自体が問題なのではない。問題は、そこに人々が託した仮想である。欠けたるところのない絶対者が、わざわざ、有限の、不完全な、死すべき人間の苦しみを味わうために地上に降りて来てくれる。そのようなとてつもない仮想に託された人々の切実な思いを、誰が否定できよう。歴史的人物としてのキリストがいたかどうか、キリストが事実として復活したのかどうか、などということは、本質的なことではない。

フーディーニがキリストの末裔《まつえい》ではないと、誰に言えよう。この世でもっとも神聖に見えるものと、もっとも卑俗に見えるものの起源は、しばしば無意識の深いレベルにおいて通じ合っている。

起源問題

私たちが、身の周りにあるごくありふれたものの間にある深い関係に気がつかないのは、様々なものたちの生成の過程、その起源が、しばしば隠されているからである。隠された関係を知るには、仮想の系譜をさかのぼり、仮想の系譜に分け入り、私たちが慣れ親しんだものたち一つ一つの生成の現場に、もう一度立ち会わなければならない。

日々の接触の中から隠蔽《いんぺい》された様々なものの起源を知り、その生成の過程に思いを致す時、私たちは自らの生命もまた、この世界にあふれている生成への傾向の一つの事例に過ぎないことを知る。

目が覚めて、脳の中の一千億の神経細胞が活動し始めると、そこに「私」の意識が生まれる。ベッドシーツの肌触りや、心臓の鼓動や、カーテンの向こうから差し込む日の光や、コーヒーの香りといった、様々なクオリアに満ちた世界と、その中にいる「私」が、突然立ち上がる。そこまで何もなかった状態から、クオリアに満ちた私の意識が生まれる。この否定のできない事実以上に、この世界の根本原理が生成であるということを明白に示すものはない。

もちろん、生成ということが、因果的な自然法則を断絶して成り立っているということではない。生成への契機は、むしろ、因果的な自然法則の中にこそ内在している。

十九世紀の末、ポアンカレが三体からなる天体の運行を計算していてそこに「カオス」を見出《みいだ》し、二十世紀の後半、プリゴジンらが非平衡熱力学の下で形態形成を議論し、そしてマンデルブロが自然の中にあふれるかたちの背後に、フラクタルという数学的規則を見出した。そのような因果的な自然法則の展開の延長線上に、きっと、私たちの命を生み出し、私たちの意識をも生み出している自然の生成の傾向はある。

「サイエンス・ウォーズ」などの事件に象徴されるように、フランスのポスト・モダニズム哲学の志向性と、因果的な自然法則に基づく科学的世界観は、相性が悪いように思われる。しかし、科学的世界観の中に顕《あら》われる様々なものたちを、そしてその間の関係性を記述する自然法則を、最初から静的に与えられるものとしてとらえるのではなく、間断なく生成するものとして向き合った時、私たちは、ポスト・モダニズム的な志向性と、科学的世界観が深いところでつながっていることを見出す。

鍵になるのは、生成に対する態度である。現代の私たちは、生成を見失いつつある。インターネット上を流れる膨大なデジタル情報に、生成の問題は関与して来ない。いったんデジタル情報になってしまったものは、何かトラブルが起こらない限り、それを読み出すシステムが存在している限り、そのままで、静止したままで、永遠に存在し続ける。そのような、すでにできあがってしまった情報の洪水に囲まれて、私たちの目は曇りかけている。

シャノンやチューリング、フォン・ノイマンらによってつくられた情報工学は、その創始者たちの意向とは無関係に、生成を切り捨てた科学主義の変形として私たちの精神に作用した。そこでは、諸物は、ある形で存在するものとして、そしてその形で存在する限りにおいて、方法の対象になった。出自は問われない。生き、死に、腐敗し、同化し、やがて循環して行く生命の潮流は視野に入らない。すべては、閉ざされ、管理された空間の中で、ぐるぐると回り続ける。そのような静止した情報からなるシステムに、生命の息吹《いぶき》を与え、世界の生成の喜びを伝えるのは、太古から変わらないものとしてある私たちの身体、脳だけである。

固定された情報があふれる現代でも、私たちは、生成しつつ、生きている。どんなに退屈に思われる時にも、どんなに平凡に見える日にも、私たちが意識を持ち、その中で様々な現実と仮想をとらえている限り、私たちは生成し続ける。

今あるものを、ただ、その表面上の現れにおいてとらえるのではなく、その起源においてとらえること。それがこの世界になかった時から、生まれた後の瞬間への劇的な変化に思いを致すこと。

一瞬後には、この世界はどのような姿をしているか判《わか》らず、自分もどのようなものとしてここに立っているか判らないと信じること。

桜の花を見るとき、来年の桜の花が咲く頃には、自分はそれを見ることはできず、何か全く別のものに変わってしまっているかもしれないと思うこと。

そのような覚悟を秘めて自分の生と向かい合うとき、私たちは、価値のある何かを生み出し始める。思い出すこともできないほど太古から延々と続いてきた、人類の仮想の系譜の中に連なることができる。

生成と死の覚悟を胸に秘めて桜の花を見上げる時の私たちの表情は、きっと、脱出マジックを構想した瞬間のフーディーニのそれに似ているはずである。

第九章　魂の問題

この世で確実なこと

近代科学の下での世界観は、さまざまな物質からなる現実の世界こそが、この世で唯一《ゆいいつ》の確実な存在であるというものだった。

私たちの身体が存在し、脳が存在する。目の前のコップが存在し、机が存在し、庭の木が存在する。地球が存在し、太陽系が存在し、宇宙が存在する。そのような物質的存在が、方程式で記述できる自然法則で変化していく。これこそが、この世界で確実なことである、と考えられた。

一方、私たちの意識は、確実な存在ではなかった。意識が存在するということは、科学的世界観から見れば、余計なこと、想定していないことだった。結婚式にその人が出席すると皆が当惑する問題のある親戚《しんせき》のように、できればないことにして済ませたいものだった。

意識の中に、数に直すことのできない、様々なクオリアが存在すること。

意識の中で、この現実の世界には存在しない、様々なものを仮想することができること。

そのような意識の表象されることの全《すべ》てを把握している「私」という存在がいること。

これらの経験事実は、「因果的法則からなる物質的世界」という世界観から見れば、いかにも奇妙なことであった。意識さえなければ、整合的な世界観がつくれるように思われた。人間が、意識などもたない、単なる物質的存在でさえあれば、すべてはうまくいくように思われた。だから、科学は、ずっと意識は存在しないことにしていた。意識の存在を認めたとしても、それは、科学的方法の対象にはならないこと、それに言及することすらタブーであるとされてきた。

小林秀雄をはじめ、多くの心ある人々がそのようなやり方に異議をとなえ、抵抗してきた。しかし、心の時代であるとか、感性の時代であるとは言いながら、現代人がその本音の部分で、物質的存在こそが確実であり、意識はあいまいで頼りない存在であると考えていることは、どうやら間違いないことのようである。それも仕方がないことである。意識が存在するということを、科学的世界観と整合性のある形で説明するには、おそらくとてつもない天才の出現を必要とする。ニュートンやアインシュタインの比ではない。凄《すさ》まじい知力と胆力を持った超人の出現を必要とする。そんな面倒なことは考えたくないというのは、自然な反応であろう。

哲学者のマッギンのように、そもそも人間の知性は認知的に閉じており、人間には意識の問題は解けない、と主張する人もいる。あるいはそうかもしれない。しかし、不可知論をとったとしても、意識を持ってしまったことによって、私たちの死すべき生に不可避的に伴う切実さから逃れることはできない。

そもそも、人間にとって、自分の意識がある、ということほど確実なことはないはずである。物質的世界こそ確実だ、という近代科学の世界観は、おそらくは公共的倒錯とでもいうべき奇妙なねじ曲がりの上に成り立っている。現実の世界がないというわけではない。現実は、きっとある。しかし、現実自体は知り得ない。私たちが把握できるのは、意識の中の現実の写しだけである。だとしたら、この世界で確実なのは、現実の世界ではなく、意識を持った自分だけではないのか。

近代合理主義の始祖、デカルトの立場は、まさにそのようなものであった。

ほんの少しでも疑いをかけうるものは全部、絶対的に誤りとして廃棄すべきであり、その後で、わたしの信念のなかにまったく疑いえない何かが残るかどうかを見きわめねばならない、と考えた。こうして、感覚は時にわたしたちを欺《あざむ》くから、感覚が想像させるとおりのものは何も存在しないと想定しようとした。（中略）わたしは、それまで自分の精神のなかに入っていたすべては、夢の幻想と同じように真でないと仮定しよう、と決めた。しかしそのすぐ後で、次のことに気がついた。すなわち、このようにすべてを偽と考えようとする間も、そう考えているこのわたしは必然的に何ものかでなければならない、と。そして「わたしは考える、ゆえにわたしは存在する」というこの真理は、懐疑論者たちのどんな途方もない想定といえども揺るがしえないほど堅固で確実なのを認め、この真理を、求めていた哲学の第一原理として、ためらうことなく受け入れられる、と判断した。

（デカルト『方法序説』谷川多佳子訳）

世界に関する知識を疑い、疑いつめていった時、そこに現れる唯一の確実なことは、そのようにものを考え、感じている「私」だけである。

それまでは漠たる広がりに過ぎなかった空間に「デカルト座標」を導入し、近代科学における計算主義、シミュレーション主義の礎《いしずえ》を築いたデカルトの出発点が、「わたしは考える、ゆえにわたしは存在する」という単純と言えば単純な命題にあったことの意味を、私たちはよほどよく考えてみるべきなのではないか。

わたしは一つの実体であり、その本質ないし本性は考えるということだけにあって、存在するためにどんな場所も要せず、いかなる物質的なものにも依存しない、と。したがって、このわたし、すなわち、わたしをいま存在するものにしている魂は、身体(物体)からまったく区別され、しかも身体(物体)より認識しやすく、たとえ身体(物体)が無かったとしても、完全に今あるままのものであることに変わりはない、と。（前述書）

デカルトは、こうして魂と物体の二元論に至り、神の存在証明に至る。近代の我々は、デカルトのテーゼのうち、神はともかく、魂のことはすっかり忘れて、もっぱら物質のふるまいだけに着眼し、物質的合理主義を打ち立てた。
しかし、今日において、デカルトの「方法論的懐疑」の道を私たちももし辿《たど》るならば、そこに「魂」と名付けるかどうかは別として、意識を持ち、息づき、震え、様々なものを感じていることを「私」が存在していることを見出《みいだ》すはずである。「魂」(ame)という言葉の持つ、この世界に一つしかない、「私」という存在のかけがえのなさのニュアンスを、再発見するはずである。

「私」が「今、ここ」にあることだけは、疑いようがない。物質がどうであろうと、世界がどうであろうと、そんなことは知ったこっちゃない。凡《およ》そこの世界の中で、意識を持って息づいている「私」の「魂」があること以上に、確実なことはない。私の魂の幸福以上に大切なことはない。そんなことは、判《わか》りきったことではないのか。

今日の脳科学の知見によれば、この「魂」は、前頭葉を中心とする神経細胞のネットワークに伴って生み出されているらしい。私の魂を生み出しているものは、物質としてみれば何の神秘もないはずである。一個一個の神経細胞を切り出して、培養皿の上においても、そこには私の「魂」はない。「魂」は、どうやら、脳の中の一千億の神経細胞の関係性から生じる。しかし、なぜそんなことが可能なのか、近代科学の最高最良の成果を持ち寄っても、さっぱり見当がつかない。今日の世界の最高の知性を寄り集めても、誰にも正解への端緒さえも判らない。なぜ、単なる物質を、いくら複雑とはいえ、脳というシステムにくみ上げると、そこに「魂」が生じてしまうのか、とんと見当がつかない。見当がつかないということは、きっと、近代科学のやり方に、どこか根本的な勘違いがあるということを意味するのだろう。重大な錯誤があることを意味するのだろう。

近代科学のやり方には、どこか根本的な欠陥がある。この「恐ろしい事実」に、脳科学や、哲学や、認知科学にたずさわり、意識の問題を真剣に考えている人々は、もうとうの昔に気がついている。王様は裸だと判っている。判っていても、やめられない。客観的な物質のふるまいを予言する上では、近代科学のやり方ほど、役に立つ方法はないからである。コンピュータやジェット機を組み立てる上で、これほど有効な方法はないからである。

もし、意識の起源を本当に理解しようとすれば、現代の私たちは、おそらくもう一度デカルトの道を辿らなければならない。私たちが世界に持っている知識のうち、不確実なものは捨て去り、真に疑い得ない事実に立脚して、もう一度世界について考えてみなければならない。

方法論的懐疑の道を辿る現代の私たちは、デカルトと同じように、そこに疑い得ない自分の「魂」を見出す。だとしたら、その疑い得ない自分の「魂」の存在に立脚して、この世界の在り方について考え、自分の生き方について考えてみるしかない。自分の魂に寄り添ってみるしかない。

他者の魂

もちろん、魂の再発見から、この世界の実際への復帰の道は、必ずしも明らかでも、容易でもない。近代を生きてきた私たちの先人が、それほどうかつだったとも思えない。決してそれ自体を知り得ないとは言っても、現実自体は、おそらく存在するように思われる。私の目の前のコップ自体は、私の心の中に生じるその写しの背後に、きっと存在しているに違いない。そのようなものを与件として受け入れた時、近代とそれほど違う道が開けているかどうかは判らない。

世界には私だけがいるわけではない。他者も、他者の魂も、きっと存在しているに違いない。もちろん、他者の魂は、ふわふわと空中を飛んでいるというのではない。私が、自らの経験を振り返り、その経験の森に分け入り、疑い得ないものを探求し、追っていった時そこに「私」を見出すように、他者も、自らの体験を腑分《ふわ》けしていった時に、きっとそこに「私」を見出すのだろうと考えるだけのことである。様々なことを感じつつ、果たしてうまく生きのびられるだろうか、幸せになれるだろうか、恐ろしい目、悲痛な目にあうことはないだろうかと震えている「私」の意識の切実さと同じ何かが、他者にとってもあるのだろうと推しはかるだけである。

孔子の言う「惻隠《そくいん》の情」とは、恐らくはそのような意味での他者の魂に対する配慮に始まり、恐らくはそれに尽きている。

推しはかると言っても、私と他者とは、絶対的な意味で断絶している。私の中にあらわれる他者の魂とは、畢竟《ひっきょう》、私の意識の中に生み出された仮想に過ぎない。

仮想だからといって、そこにリアリティや、切実さがないというわけではない。現実だからといって、確実だというわけではない。どうせ、現実自体は知り得ない。他者の魂自体が知り得ないのも同じことである。知り得ないからと言って、自分の中に立ち現れる、他者の魂のリアリティがないわけではない。

おばあさんの魂は、ありますよ。そんな、ふらふらと、外を飛び回っているわけではありませんよ。ぼくが、おばあさん、助けてくれ、といったら、必ずそこに、おばあさんの魂はありますよ。

（「信ずることと考えること」）

小林秀雄が蛍に見たのは、まさにそのようなものとしてのおっかさんの魂だったのだろう。世界の断絶を知り、断絶に思いを致すものは、私たちが世界を感知し、他者と交わる唯一の手がかりは、結局は自らの中に生じる仮想でしかないということを知っている。

私たちの中に立ち上がる他者の魂の仮想は、おばあちゃんや、おじいちゃんといった、自らが直接知る者のそれだけであるとは限らない。

きっと、子供の魂はどこかにいますよ。ぼくがそういう話に感動すれば、きっとどこかにいるな。（「信ずることと考えること」）

柳田国男の『山の人生』の序文にある、木こりとその子供たちの悲惨な運命を紹介した後で、小林秀雄は聴衆の学生たちにそう言っている。もちろん、小林は、その不幸な子供たちを直接知っているわけではない。確実に実在した子供たちであると知っているわけでもない。それでも、その子供たちの魂があると確信している。あやういことのようだが、そうでもない。

世界の断絶を知る者にとって、他者の魂とは、元来そのようなものである。自分の最も親しい人、愛する人の魂でさえ、「私」の中では一つの仮想に過ぎない。その仮想が、実在の人物の魂であるか、架空の人物の魂であるか、そんなことは関係ない。清少納言《せいしょうなごん》の『枕草子《まくらのそうし》』を読んで感動するとき、清少納言の魂はきっとそこにある。『それから』を読んで心を動かされる時、代助の魂はそこにある。『たけくらべ』を読みその切なさに涙するとき、私たちの心の中には、美登利《みどり》の魂がきっと立ち現れる。

神秘主義ではない。私と外界との間に、私と他者との間に絶対的な断絶がある世界の在り方を受け止め、それでも私が世界について知りうる、他者と混じり合えることの基礎を実際的に考察する時に、清少納言の魂も、代助の魂も、美登利の魂も、おばあちゃんやおじいちゃんの魂と全く同じ権利を持ってそこに存在することが了解されるはずである。

そのようにして、自分の心の中にあらわれる他者の魂たちをどれくらい切実な存在として自分の中に立ち上げるかということは、ひとえにその人の意識的、無意識的選択にかかっている。

魂と現実との間のずれ

　もちろん、私たちは魂の世界だけで生きていくわけにはいかない。私たちは、この現実の世界を生きていかねばならない。目を閉ざしていても、世界の方は私たちの存在に目を閉ざしてはくれない。私たちは、この、戦争が絶えず、人々の願いは叶《かな》わず、非道が行われ、それが罰せられずに見逃がされることも少なくない凄まじい現実の中で、それでも自分や他者の魂の幸福を切なく配慮しつつ生きていかなければならない。

　私たち一人にとって、自分の魂の幸福ほど大切なものはない。しかし、世界は、一人一人の魂の幸福など、歯牙《しが》にもかけないように思われる。悪意がそこにあるわけではない。ただ、因果的法則による物質界の進行があるだけである。司馬遷《しばせん》が「天道是か非か」と叫んだ時、彼の本当の敵は天でもなく、悪者でもなく、私たちの魂の幸福などに配慮することもなく無慈悲に続くこの世界の因果的進行であった。

　ただ、この世界の物質の変化を記述する方程式があるだけである。その方程式にしたがって小惑星が地球にぶつかると、恐竜が絶滅する。その方程式にしたがって腕が振り下ろされると、慈悲を請《こ》う人間の首が飛ぶ。その方程式にしたがって人は裏切り、いがみ合い、憎み合う。私たちの魂の幸福に配慮し、それが不幸になるような道筋は巧みに避けて通る。そのような因果的法則は、可能であったかもしれない。ある人の幸福が他人の不幸になる、そのようなアンビヴァレンスを回避し、予定調和的に全ての魂が幸福を得る。そのような形で、世界を設計することは、ひょっとしたら可能だったかもしれない。

しかし、もし神というものがいるならば、神は、なぜか、そのような形では世界を設計しなかった。

私たちの魂は、この世界の中に生きる以上、失望や、意外や、断腸の思いをおそらくは避けることができない。そんな中で、私たちの魂は美や幸福を夢見る。モーツァルトの『魔笛』で、悪者が美しい鈴の音を聞いて、「なんて美しい響き」と踊り出してしまうシーンが感動的なのは、そのような美との接触がこの世界では稀《まれ》であるということを私たちの一人一人が知っているからである。世界が一瞬無垢《むく》を得る「魔法の鈴」の時間は、あっという間に過ぎてしまう。後には、実際的な後かたづけの時間が残される。

パラドキシカルなことに、私たちの魂は、現実との接触の中で起こる摩擦、そこで受ける傷をこそ糧《かて》にする。私たちの魂の中で感じられること全《すべ》ては、現実の世界と相互作用する脳の神経活動によって生み出されたものである。その相互作用の中に「魔法の鈴」もあるし、「天道是か非か」の思いもある。

もし、魂がプラトン的世界に属するものであるならば、私たちはプラトン的世界の消息を、現実世界との接触を通してこそ知る。デカルトの二元論がもし正しいとしても、私たちの魂は、依然として現実的世界とプラトン的世界の間の二重国籍者である。物質である脳に、意識が宿る。この不可思議な事実の中に、人間の喜びと哀《かな》しみの、全ての源泉があるのである。

仮想を生きる

もし、私たちが意識の中で感じる仮想が、現実との接触の中で傷を受ける私たちの魂の癒《いや》しのために設計されたのだとしたら、神も粋《いき》なはからいをしたものである。五歳の女の子にとってのサンタクロースから、臨終を迎えるファウストにとっての「永遠にして女性的なるもの」まで、この世界のどこにも存在しないものたちを思い描くことなしでは、おそらくは私たちの魂はこの世界の現実に堪えられない。

私たちの命を支え、この世界のリアリティを支える、身体《からだ》や外界といった現実自体も、その私の魂の中での現れにおいてはまた仮想であるとするならば、私たちは仮想を生きるしかないということになる。

フランドル地方の作とつたえられる、有名な「捕らえられた一角獣」のタペストリーは、どこか悲しい。それでいて心を魅了して離さないものがある。自由に野原を遊んでいたはずの一角獣は、今や囚《とら》われの身となり、丸い囲みの中で、遠くの何かを見ている。一角獣の運命が、自分の運命に重なる。私たちの魂の故郷がたとえプラトンの理想郷だとしても、私たちは因果的現実の中に囚われている。私たちは、生きている限り、一リットルの脳内現象の中に囚われている。

しかし、私たちの心の中に浮かぶ仮想には、どうやら限界がない。仮想の世界の中で、私たちはそれをまともに見れば立ちくらみがするほどの無限と向き合っている。その無限の中に、サンタクロースがあり、『源氏物語』の帝《みかど》の悲しみがあり、長嶋茂雄らしさがあり、フーディーニの脱出マジックがあり、デーデキントの切断があり、イゾルデの愛の死がある。人類がつないできた仮想の系譜が、無限の空間の中で揺れている。

有限の現実世界と、無限の仮想世界の両者を生きることが人間の運命なのだとすれば、私たちは、そのダブルバインドな状況からくみ上げることのできる喜びを感謝を込めて味わうべきなのだろう。

私たちは、様々な仮想に導かれてこの現実の世界を生き、やがて死んでいく。その先に何があるのか、誰も知らない。

あとがき

『考える人』という雑誌を創刊します。つきましては、何か書きませんか。

二〇〇二年の初頭、新潮社の松家仁之さんと葛岡晃さんが訪ねていらして、そのように言われた時、私は、その仕事がこのようなものになるとはまだ思ってはいなかった。

その頃、私は、ちょうど、アーサー・ウェイリーの英訳で『源氏物語』を読んでいた。人間の魂にとって、この現実と同じくらい、現実のどこにも存在しない仮想の世界が大切である。紫式部の紡《つむ》ぎ出した物語に浸りながら、そんなことを毎日のように思い詰めていた頃だった。

歳末の空港で、「サンタクロースはいると思う？」という女の子の声を耳にして、一ヶ月が経《た》っていた。

その日、私は松家さんと葛岡さんに向かって、仮想の話を延々としたのではなかったか。ヴィクトル・エリセ監督の「ミツバチのささやき」が話題に上った時、松家さんが、「アンナがフランケンシュタインに本当に遭ってしまう、あの場面が良いですね」と言われたのが、昨日のことのように思い出される。

もし、「サンタクロースはいるのか？」という女の子の素朴な疑問に出会っていなかったら、また、松家さんがあのタイミングで私を訪れていなかったら、「仮想の系譜」というタイトルで本書の原型となる文章を書き始めることはなかったのではないかと思う。

仮想というものに対する私の切実な思いは、日々の忙しさに取り紛れて無意識の中に潜行し、やがてうち捨てられてしまっていたのではないか。『脳と仮想』とタイトルを改め、人間の脳が生み出す意識の不思議な性質を「仮想」という視点から本にまとめることもなかったのではないかと思う。

今、こうして「脳と仮想」についての考察を書き終えてみると、それが私にとっての現時点での総括であると同時に、出発点でもあるような気がする。電車の中で研究ノートをつけていて、「ガタンゴトン」という音の質感が従来の科学の数量化によるアプローチでは捉《とら》えきれないということに気づき、「クオリア」という問題意識に目覚めてから、十年が経った。この間の「クオリア」から「仮想」へという思考の流れは、必然だったように思う。この時点で、仮想についての思索を、このような形でまとめることができた僥倖《ぎょうこう》に感謝している。

IT（情報技術）が全《すべ》ての情報を顕在化しつつあるように見える今日において、仮想というものの成り立ちについて真摯《しんし》に考えることは、重大な意味を持つのではないか。目に見えないものの存在を見据え、生命力を吹き込み続けることは、それこそ人間の魂の生死にかかわることではないか。

私たち人間は、何故《なぜ》かは知らないが、意識というものを持ってしまっている。現代の科学も、結局は意識の起源を解き明かすことはできていない。意識は現実に由来しながら、現実には限定されない。意識の属性に寄り添い、科学の限界を超えるためには、「現実」を離れてみる必要がある。現実の限定を離れてしまえば、そこに無限の仮想空間が広がる。

IT全盛の現代でも、言葉という形で、あるいは、言葉にならない思念や感覚という形で、私たちは太古からの仮想の系譜を引き継ぎ、そして広げようとしている。インターネットの上にデジタル・データとして顕在化した情報など、人間の精神が向き合っている仮想の広がりの、極く一部分に過ぎない。

子供のおとぎ話から、『源氏物語』まで。脳という物質の塊から放射される仮想の世界が、これほどの広がりを持つということは真に驚くべきことである。私たちはその可能性に賭《か》けてみるしかないのではないか。

現代は、知の王権空位の時代である。社会の部分問題を扱った、ちょっと気の利《き》いた言説はあっても、主観的体験の起源から、宇宙の物理的成り立ちまでを含めて、世界の在り方全体を引き受ける志はやせ衰えつつある。近代において知の王座についていた科学は、「今、ここ」の因果性に局限化した説明原理は提供するが、私たちの意識の起源も、仮想の世界の存在基盤も説明し得ず、単なるテクノロジーの知と化している。デカルト以来の近代主義は方法論的困難に陥り、今終わりを迎えつつあるのである。

近代の終わりの後に何が来るのか。その答えの鍵《かぎ》は、小さな女の子の「サンタクロースは存在するのか」という素朴な疑問の中に隠されているような気がしてならない。私には、どうしてもそのように思われる。そのような想《おも》いのマニフェストが、この本である。

『考える人』誌上の連載「仮想の系譜」（二〇〇二年八月創刊号〜二〇〇三年八月号）をこうして一冊の本にまとめる上では、大幅加筆し、全体の構成も工夫する必要があった。その過程で、新潮社出版部の北本壮さんに大変お世話になった。

ここに、松家仁之さんと葛岡晃さん、北本壮さんに心からの感謝を捧《ささ》げたい。

茂木健一郎

二〇〇四年盛夏

その淡い祈りの仕草を――文庫版あとがき

一つのイメージや概念の背後に、広大無辺なる世界が広がっていることが直覚されることがある。そのような端緒をつかめた瞬間は、いかにも生きているという実感があるし、また大いに奮い立ちもする。

『脳と仮想』全体を導いた「サンタクロース」というイメージも、またそのような瞬間の産物だった。朝の空港で小さな女の子のひと言を耳にしてからもはや数年が経《た》ち、私の心の中でそのたどたどしい、それでいてふくよかな含みに満ちた声は次第に頼りない記憶へと変貌《へんぼう》しつつあるが、あの言葉を思い出す度に、「その背後には大きな問題が潜んでいるはずだ」という確信は再び瑞々《みずみず》しい生きもののように蘇《よみがえ》る。

人生というものは、本気になって取り組めばそれぞれ少しずつ異なる味わいを伝える汲《く》めども尽きぬ豊饒《ほうじょう》の泉に取り囲まれている。そのうちのたった一つでさえ、もし寄り添ってそこから伝わるさまざまを書き取り、沈思黙考し、十全たるかたちで白日の下に晒《さら》そうとすれば生涯を尽くしたとしても及ばない。

どんなに貧しき人も、人生の残り少なき人も、可能無限のすぐ横にいる。『脳と仮想』を書いた時、私はそのような泉の近くにいたと思うし、今でも滾々《こんこん》とわく水の気配をありありと感じることができる。

仮想の問題は、結局は、私たちが自分自身を、そしてこの世界をどのように観照するかというその態度に通じる。徹頭徹尾「見た目」に精神が支配されがちな今日において、目に見えない仮想こそが大切であるという態度を貫くことは勇気のあることであるし、また反時代的なことでもある。

私は、ますます目に見えないやっかいなことに心を惹《ひ》かれつつあるようだ。現代を生きる一人として、身の回りの現実の中での振る舞いに心を砕きつつ、本当に大切なことは、目にも見えぬしそう簡単には流通しないということをさらに確信しつつある。

それはたとえば、もの言わぬ死者たちの姿のうちにある。現実には決して着地しない切ない心情のありかの中にある。言葉には表すことのできない微妙なニュアンスのそれぞれに宿って思わぬ時に魂を驚かせる。そのような事々に、いかに多くの時間を向き合うかということで、本当の生の充実を測ることができるように思う。

　神々の島として知られる沖縄の久高島《くだかじま》に行った時、砂浜の上に置かれた白い石の数々に心惹かれた。それらのやさしき姿をしたものたちは、不注意に通り過ぎれば見逃してしまうかもしれないが、ふと気付けば明々白々な意図をもって置かれていた。ありきたりの浜辺において、そのあたりだけ、ふわっと気配が異なる。大文字の言葉で書くことなどできない。世の中に広く流通することもない。その淡い祈りの仕草を私は抱きしめたくなった。

　心脳問題をライフワークとする者として、意識の実在は疑いようもない。意識が幻想に過ぎないという言い方はもちろん成立し得るが、まぼろし自体が存在の一つのあり方であると見据えれば、さほどの異論でもない。

　問題は、仮想というまぼろしがこの世の具体にどのような形で立ち現れるのかということであろう。『脳と仮想』を書いた後の日々の流れの中で、私は、仮想というものが目の前の手をのばせば届く具体のかたちとして現れる、その細やかな消息により心を惹かれるようになっていった気がする。

　他者の心という、決して知り得ない仮想の有り様を、私たちは他人の表情のほんのちょっとした変化の中に探る。笑顔や哀《かな》しみをつくり出す表情筋は、むろん物質的基盤を持つものであるが、だからこそ、そこに立ち現れる目に見えぬ精神性の微《かす》かなふるまいに、私たちは救済をすら夢見る。

仮想の問題を突きつめれば、人間の平等と魂の尊厳に通じる。わが国の憲法にも他の法律にも、人間は全《すべ》て平等である旨書いてあるが、日常生活の実感において、私たちはどれくらいこの世のあまたの魂の等しいことを信じているか。若く美しい人も、老いて小さき人も、皆同じ権利をもって人間であることを心の底から首肯できているか。

この世界では実際には決して見ることのできないサンタクロースの姿を想像し、その意味を想《おも》い、愉《たの》しい時間を過ごすことと、見かけに囚《とら》われずに全ての人の魂を明々とした光の下に直視することは、密接に関連し合っていると私は信じる。なぜならば、そのどちらも、声高に叫ぶというのでは伝わらない、小さな兆《きざ》しに属することがらだからである。今となっては遠い日、「サンタクロース」について語る小さな女の子の魂に、等しく向き合うことができたことは幸せだった。

かすかな事どもだけに専心するには、現代生活は確かに複雑になり過ぎた。ともすれば流されていく日常の中で、いつかまた、この世に物質的実体として存在しているわけではないが、心の中でありありと思い浮かべることのできる何ものかとしての

「仮想」の問題の近くで、ゆっくりと時間を過ごしてみたいと思う。

その一方で、「仮想」の問題は単独でそそり立つ孤峰ではないから、関連する問題群を経巡っているうちに見つけることのできるひそやかに咲く花も、雲を衝《つ》くような大木もあるような気がする。そのような気配の交代の中にこそ、生命は息づいていくことができるのではないか。生きてさえあれば、また「サンタクロース」に巡り会うこともあろう。

二〇〇七年二月

茂木健一郎

解説

中沢新一

茂木健一郎と私のあいだには、なにか因縁めいたつながりがある。この『脳と仮想』という作品で茂木は小林秀雄賞を受賞しているが、その前年に、同じ賞を私も『対称性人類学』という本でいただいている。そして、どちらの作品でも、小林秀雄という思想家の存在がそうとうに大きな比重を占めている。扱われている主題にも、深い通底性があるのを感じる。いっぽうは現代の先端的な脳科学であり、こちらはどう見ても前世紀の人間科学としか思えない人類学である。二人のやっている学問そのものに、本質的なところでのつながりがあるとは考えられないから、これはたぶん茂木健一郎と私との、個人的な資質に関わりのある因縁なのだろう。

『脳と仮想』において、文芸評論家・小林秀雄はキーパーソンとも言える重要性をあたえられている。小林秀雄はたんなる文芸批評家などではなかった。彼は若い頃、フランスの哲学者ベルグソンと批評家ヴァァレリーから大きな影響を受けながら、批評家としての自分のスタイルを確立していった人だが、このベルグソンとヴァレリーは当時（二十世紀の前半）において華々しい革命的な展開をとげていた自然科学の本質を、深く思考し抜いた思想家なのであった。

ベルグソンは生理学や心理学や進化論的生物学の動向に、きわめて敏感に反応し、そうした領域での達成からたくさんのものを学び取り入れつつ、美しい文体を駆使しながら、「科学を超える」ものとしての哲学的思考を創造しようとした。また、ヴァレリーはと言えば、これまた当時飛躍的な展開をとげていた代数学や解析学やトポロジーに深い関心を寄せて、数学者たちの思考のなかに生まれかかっていた思想の芽を取り出して、それを数学に限定されない普遍的な人類の思考の本質として、成長させてみたいという願望を抱いていた。小林秀雄は、科学と文学の境界面のような場所に立って、未知の思想の可能性を開こうとしていたこうした思想家たちに、深い共感を感じていたのである。

小林秀雄という人には、文学や芸術を深く理解するばかりではなく、独特な科学のセンスまであったから、リーマンの数学論文もアインシュタインの一般相対性理論も、その本質を正確に理解することができた。理解したうえで、彼は科学の方法論にたいする厳しい批評をおこなったのである。それも科学には人間のことなんかわかりっこないというような、文学者の側からする居直りめいた批評などとは根本的にちがう、原理的につきつめられた地点からの、科学的な思考への批評が加えられたのだった。

人間の知性というものは、こうして私たちが生きている世界のなかで、場面場面に応じてじつに鋭敏な働きをみせるものであるが、そこで働いている知性は、科学が用いている知性の働かせ方とは、ほとんどの場合まったく別物であるということを、小林秀雄は強調する。科学は実験室のなかに、外部世界からの干渉を可能なかぎり取り除いた理想状態をつくって実験をおこない、そこでは対象のふるまいをあらかじめ数量に変換しやすい情報として、外にとりだすことをおこなう。そうして得られた情報の解釈については、ふたつの矛盾した状況が共存することを認めない、古典論理で処理されることが多い（二十世紀になると、そこに直観論理や量子論理などのような、矛盾の共立を許す論理も使われるようになったが、事態は本質的なところでは変わらなかった）。ところが、人間は生きた具体的世界のなかで、それとはまるで異質な知性を働かせながら生活していて、それにちっとも不便を感じたことがない。それどころか、科学が愛用する論理などを人生の重要な場面で用いたりすると、とんでもない失敗を犯してしまいかねないことも、よく知っている。その知性は、具体的世界にじつに有効に働き、感情や情緒といっしょに動きながらも、ものごとの意味を鋭敏かつ正確にとらえきることができ、全体のことをくまなく見通すことができている。それは一見すると非論理的に見えるかもしれないが、じつはそこには科学が用いているのとは別のかたちの知性が働いていて、その能力にかんしては、科学的思考にたいしてなんら遜色《そんしょく》がないどころか、深さと繊細さにおいてははるかにそれに勝っているのである。

小林秀雄は『本居宣長《もとおりのりなが》』という作品を書くことによって、そのような「別のかたちの知性」をもとにしてその上にかたちづくられた世界というものが、どういう姿をとることになるか、その全貌《ぜんぼう》を描き出そうとする試みをおこなってみせた。本居宣長という思想家は、人間の世界からいったん論理や形式などというものを追放してしまい、具体性の世界で働いている情緒的な知性だけでこの世界をつくりなおしてみたら、いったいどういう世界が出現することになるかを描き出すという、壮大な思考実験に取り組んだ人物である。

哲学の論理や科学を発達させることになった西欧や中国では、そんなやり方で世界の秩序がつくりだせるとは考えられたことすらなかった。ところが、この日本の思想家は、「もののあはれ」という情緒的知性を用いるだけで、じゅうぶんによい人間の世界はつくられうることを、しめしてみせようとしたのである。じつにこれほど大胆な思考実験が試みられたことは、かつてないことだった。

小林秀雄は本居宣長の思想のなかに、人類的な意味をもった「価値のくつがえし」の試みを見つけだしたのである。本居宣長のおこなってみせたこの「人類的価値のくつがえし」の試みは、おそらくニーチェによる「西欧的価値のくつがえし」をしのぐほどの、重要な未来的な意味をもつであろう。『本居宣長』という書物を書くことをとおして、小林秀雄は科学批評のさきに出現しなければならないものを、ポジティブなかたちで描き出しておこうとしたのだった。

茂木健一郎や私などの仕事は、このような小林秀雄の仕事のあとを受けて、可能になってきたものである。たとえそういうことを知らなかったとしても、あとから気がついたとしても、現実にはそうなのである。そういう目で見れば、たしかに茂木の語る「クオリア」という概念は、直接に本居宣長的な「もののあはれ」につながっているように見えてくる。情緒的知性の働きである「もののあはれ」を、現代の脳科学・認知科学的に表現しなおしてみれば、「クオリア」という概念でおおよそカヴァーしつくすことができるように思える。

じっさい「クオリア」の概念をつぎのように整理してみると、それが情緒的認識をおこなう「もうひとつ別の知性」の働きというものに、正確に対応していることがわかる。（1）「クオリア」は数量化や情報化することのできない人間の経験領域で働いている、繊細な知性に関係している。（2）それはものごとを分離的にとらえて、思考にとっての対象につくりかえる科学的思考にたいしては、思考が分離したものの奥にひそんでいる事物のつながりや全体性に向かおうとする傾向を持つ。（3）それはまた感情や情緒と一体になって働く知性である。（4）人間の認知能力の原型は、言語的・論理的知性ではなく、むしろこの「クオリア」的知性のなかに見いだされるはずである。

こうしてみると「クオリア」自体は、けっして新奇な概念などではなく、むしろ認知構造としてみるかぎり、人類の知性の原初形態とでも呼びうるものであり、それを現代にふたたび召喚することには、じつに豊かな意義がある。またそれだからこそ、人類学の領域から出てきた私の考え方なども、いくつもの共鳴点を見いだすことになるのだろう。

ところで私の場合、小林秀雄とのかかわりはどちらかと言うと間接的なもので、『人間の建設』（昭和四十年、新潮社）という本で小林秀雄の対談相手となった数学者・岡潔《おかきよし》の思想を発展させたところに、「対称性の知性」という概念は生まれている。岡潔は人間の原初的な知性として、感情をともないながら無意識としてたえまなく流れつづけている知性の働きに着目して、それを情緒的知性と呼んだのであった。

彼の考えでは、たとえ数学のように論理にもとづく学問の場合であっても、ひとつの数学の発想が生まれる場所で働いているのは、じつはこの原初的な情緒的知性であり、それが全体を包み込む大きな無意識の流れのなかでその発想を生んでいるのである。つまり、情緒的知性が先にあって、論理はあとからついてきて合理的なあとづけをしているだけなのだ。この考えを、人間世界の全域に拡大していくことができれば、科学偏重の現代文明の構造を、根底からつくりかえていくことができるかもしれないし、またそれができなければ人類は滅びるであろう。これが、小林秀雄と岡潔の対談の要石《かなめいし》となる考えであった。

私は人類学と考古学の蓄積を土台として、そこに無意識にかんするフロイトやマッテ・ブランコなどの考えを取り入れながら、小林秀雄や岡潔のいわゆる「情緒的知性＝もののあはれ」を、「対称性の知性」という概念に鍛え上げようとしてきた。本居宣長にとっても『古事記』などにあらわれている神話的思考こそが、情緒的知性の原型をなすものであったが、私はその神話的知性の本質を、コミュニケーションの閉ざされている世界とのつながりを回復しようとする「対称性」のうちに見いだそうとした。現実の世界では圧倒的な非対称関係のもとにあって、おたがいのコミュニケーションが阻害されている人間と動物のあいだに、神話はたしかな通路を開こうとしている。そのために神話のなかでは、動物は人間の言葉を理解し、人間もまたそうなろうと思えばいつでも動物の世界に入り込んでいくことができる。つまり、神話は「仮想」から生命を得ているのだ。

神話の思考を突き動かしているのは、「情緒的知性＝もののあはれ＝対称性の知性」である。いいかえれば、「クオリア」的な知性が、神話を生み出すのである。ところがこの「クオリア」的知性にはひとつの根源的な欲望が宿っている。それはことばをしゃべり、論理的知性を働かせるようになったことによって、地球上のほかの生命とのコミュニケーションの通路を失って、宇宙のなかで孤立した存在とならざるを得なかった自分の運命を乗り越えて、少なくとも「仮想」の力によって、失われた世界とのコミュニケーションを回復しようという欲望であり、これが膨大な数の神話が生みだされてきた、おおもとの力となったものである。

「クオリア」は「仮想」を必要とし、「仮想」は「クオリア」的知性から生命を得るのである。こうして私たちは、『脳と仮想』という作品の冒頭に、茂木健一郎の提出したひとつの根源的な問いかけ、「サンタクロースは存在するか」のはらんでいる意味に、たどりついていくことになる。しかし存在を問う前に、いったいサンタクロースとは何者であるのか。

人類学者レヴィ＝ストロースによると、サンタクロースとは「仮想された死霊」をあらわしている（『サンタクロースの秘密』中沢訳、せりか書房）。クリスマスが今日のようなかたちになる以前のヨーロッパでは、冬至の季節にはおびただしい数の死霊が、生者の世界を訪れてくると考えられていて、子供たちが死霊をかたどった仮面仮装をして、騒音楽器をけたたましく鳴らしながら、各家を訪問する乱暴な行事が盛んにおこなわれていた。死霊の訪問を受けた家では、子供たちがそれを演じていると知りつつ（あたりまえのことではあるが）、彼らに豊かな贈り物をさしあげるのであった。近代になって、逆転がおこった。子供たちが戸外でおこなう反社会的な乱暴行為は禁じられ、子供たちは家にこもっていなければならなくなり、そのかわりに北方の死者の国からやってくる死霊をかたどった老人＝サンタクロースから、贈り物をもらうようになったのである。

このような民俗学的事実からもあきらかなように、サンタクロースとは死者または死霊を、ひとつの「仮想」として表象したものにほかならない。私たちの思考能力は、死を直接とらえることができない。生物的な死とともに、思考も消えるからである。しかし死は厳然たるリアリティであり、死のことを思わない世界は貧困である。人間は「死を思う（メメント・モリ）」ことによって、自分の生の意味を宇宙の全体性のなかで考えることができるようになる。サンタクロースとは、そのような思考の姿を変えた生き残りなのだ。

「情緒的知性＝クオリア的知性」は、死を思おうとする。そのときこの知性は、「死の仮想」を呼び寄せようとする。サンタクロースはたしかに「仮想」にすぎないが、この「仮想」を用いて真実らしさを演じることによって、人間は到達不可能な死のリアリティを取り戻せるような心持ちになる。それゆえ、サンタクロースはまぎれもない神話的思考の産物として、「クオリア」的知性によって生きる具体的人間のいだく根源的な欲望に応《こた》えようとしているわけで、「サンタクロースは存在するか」という問いにたいしては、サンタクロースは存在とはちがうやり方で存在している、と答えることができる。

「クオリア」は必然的に「仮想」を呼び寄せる。脳科学的なこの言い方を、「対称性の知性は必然的に神話的思考を呼び寄せる」と人類学的に言いかえてみれば、いよいよ私は、茂木健一郎との浅からぬ因縁を思わざるを得ないのである。

（平成十九年二月、人類学者）

この作品は平成十六年九月新潮社より刊行された。

竹内 薫
茂木健一郎著　脳のからくり

気鋭のサイエンスライターと脳科学者がタッグを組んだ！　ニューロンからクオリアまで、わかりやすいのに最先端、脳の「超」入門書！

養老孟司著　身体の文学史

解剖学の視点から「身体」を切り口として日本文学を大胆に読み替え、文学を含めたあらゆる表現の未来を照らすスリリングな論考。

養老孟司著　脳のシワ

死、恋、幽霊、感情……今あなたが一番知りたいことについて、養老先生はこう考えます。解剖学者が解き明かす、見えない脳の世界。

養老孟司著　運のつき

好きなことだけやって死ね。「死、世間、人生」をずっと考え続けてきた養老先生の、とっても役に立つ言葉が一杯詰まっています。

カミュ
清水徹訳　シーシュポスの神話

ギリシアの神話に寓して〝不条理〟の理論を展開、追究した哲学的エッセイで、カミュの世界を支えている根本思想が展開されている。

樋口一葉著　にごりえ・たけくらべ

明治の天才女流作家が短い生涯の中で残した名作集。人生への哀歓と美しい夢が織りこまれ、詩情に満ちた香り高い作品8編を収める。

脳《のう》と仮《か》想《そう》

新潮文庫　　も－31－2

平成十九年四月一日発行
平成二十年六月三十日八刷

著者　茂《も》木《ぎ》健《けん》一《いち》郎《ろう》

発行者　佐藤隆信

発行所　株式会社 新潮社

郵便番号 一六二―八七一一
東京都新宿区矢来町七一
電話 編集部(〇三)三二六六―五四四〇
読者係(〇三)三二六六―五一一一
http://www.shinchosha.co.jp

価格はカバーに表示してあります。

乱丁・落丁本は、ご面倒ですが小社読者係宛ご送付ください。送料小社負担にてお取替えいたします。

印刷・大日本印刷株式会社　製本・憲専堂製本株式会社

ISBN978-4-10-129952-5 C0110